Knaur

Prof. Dr. Hans Immler

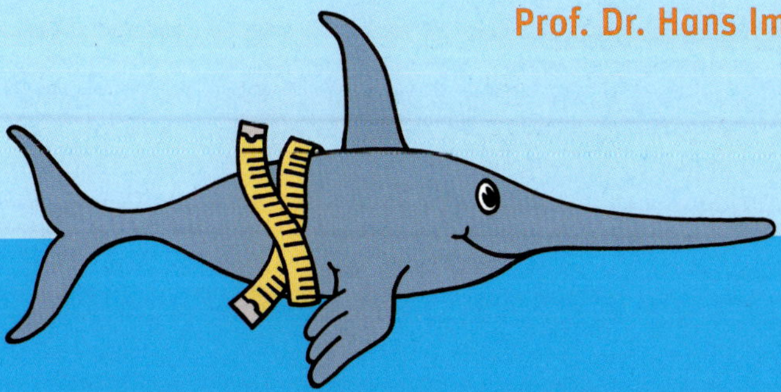

Schlank mit dem Schwertfisch-Konzept

Knaur

Prof. Dr. Hans Immler

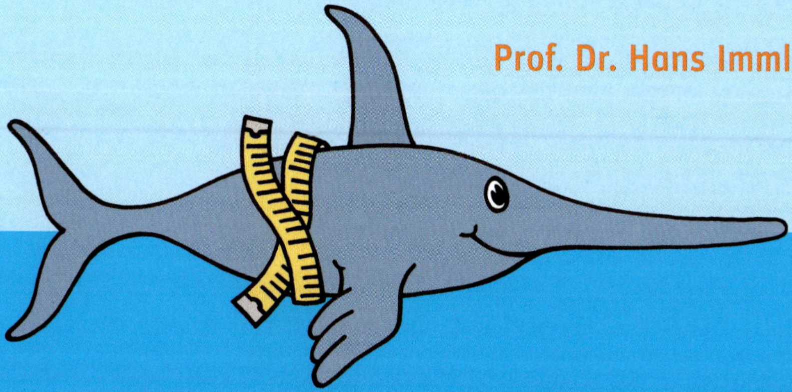

Schlank mit dem Schwertfisch-Konzept

So steuern Sie mit positiven Gefühlen erfolgreich Ihr Gewicht

www.knaur-ratgeber.de

Inhalt

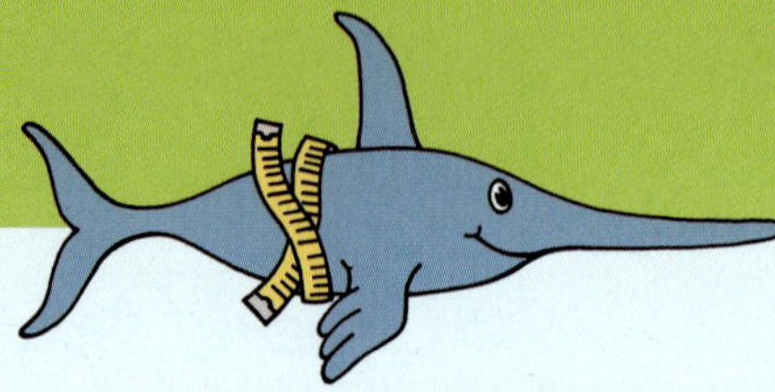

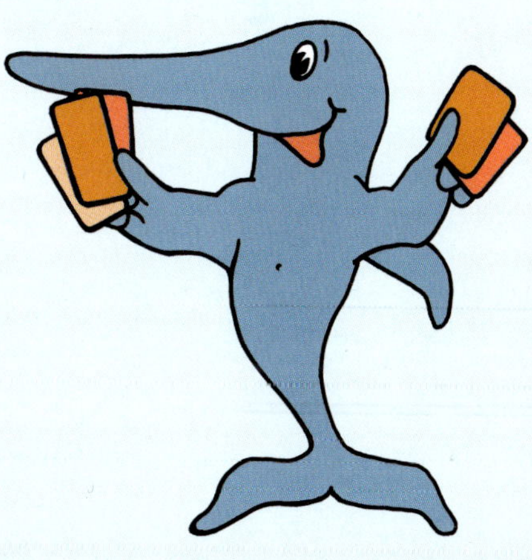

Vorwort

Liebe Leserin, lieber Leser,

keine Angst, Sie müssen keinen Schwertfisch essen. Warum aber »Schwertfisch-Konzept«? Betrachten Sie die Skizze, und Sie werden schlagartig kapieren, um was es geht. Vor allem, wie Ihnen der Schwertfisch helfen kann, fünf, zehn oder 20 Kilos dauerhaft abzunehmen.

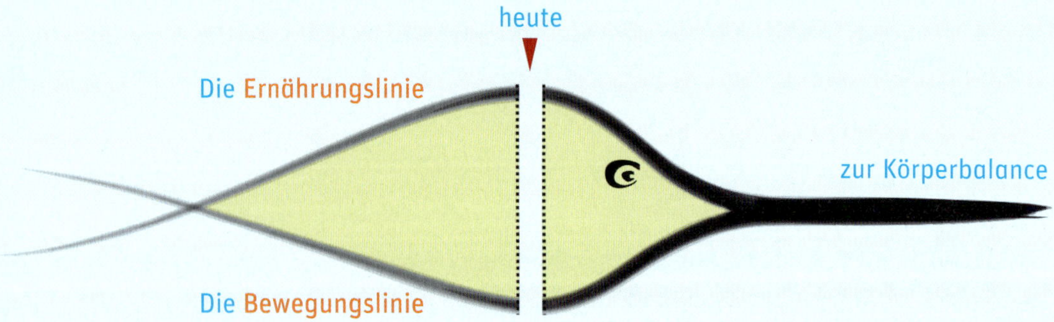

Die obere Linie ist Ihre Ernährungslinie. Sie haben in den vergangenen Monaten und Jahren immer mehr zugenommen und befinden sich heute am höchsten Punkt. Jetzt und in den nächsten Monaten kommt es darauf an, durch gutes Essen und Trinken die zu hohe Kalorienmenge zu senken und so erst einmal den Balancepunkt – den Punkt, an dem sich obere und untere Linie kreuzen – zu erreichen. Dann gilt es, langfristig an diesem Punkt zu bleiben.

Die untere Linie ist die Bewegungslinie. Ob Sie es glauben oder nicht, Sie bewegen sich heute nur noch halb so viel wie in der Vergangenheit. Das ist – neben der überhöhten Kalorienzufuhr – die zweite Ursache Ihres Übergewichts und der Gesundheitsrisiken. Der Bewegungsumsatz muss wieder angekurbelt werden, bis er ebenfalls den Balancepunkt erreicht hat, und auf diesem Niveau gehalten werden.

Das dritte Element ist das Auge des Schwertfisches. Es symbolisiert die richtige Methode abzunehmen. Auch wenn heute überall von gesunder Ernährung und Bewegung die Rede ist, ist damit noch keinem geholfen. Wer alles übers Abnehmen weiß, hat deshalb noch längst kein Gramm verloren. Sondern es lauern sogar Gefahren. Wenn Sie mit dem Abnehmen falsch beginnen, z. B. mit einer rasche Erfolge versprechenden Diät, dann sind Sie schon bald dicker statt dünner.

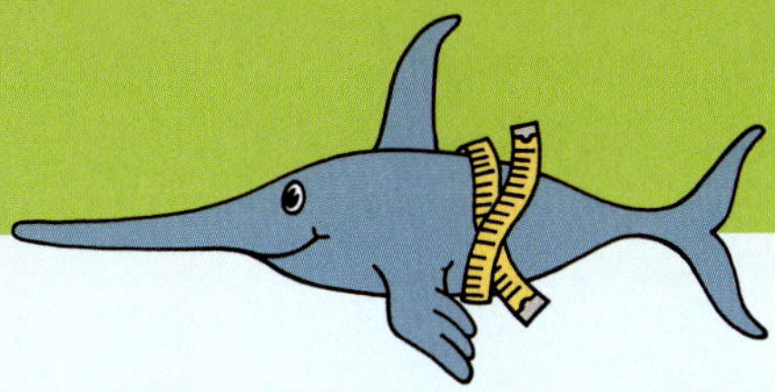

Der Fehler der meisten Diäten ist nämlich, die Macht der Emotionen zu übersehen. Gegen Ihre Gefühle läuft gar nichts. Aber mit Ihren Gefühlen und deren Steuerung in Ihrem Gehirn läuft viel, und Sie erreichen Ihr Ziel. Die Methode, die ich dazu für Sie entwickelt habe und die Sie hier erlernen, heißt: Produktion neuronaler Karten, oder anders gesagt: es sich gut gehen lassen.

Hier betritt das Schwertfisch-Konzept völliges Neuland. Sicherlich brauchen Sie auch Informationen über Ernährung und Bewegung. Aber über den Zustand Ihres Körpers entscheiden Ihre Gefühle, gesteuert von Ihrem emotionalen Gehirn. Das ist der Schlüssel zu allen langfristigen Erfolgen. Sich die Kilos weghungern kann man ein paar Tage oder wenige Wochen lang. Doch dann lassen Heißhungerattacken die Abnehmaktion zusammenbrechen und verdrehen sie ins Gegenteil. Ganz anders im Schwertfisch-Konzept. Hier interessiert nur der langfristige Erfolg. Sie erreichen ihn mit Ihren Gefühlen. Genauer: durch die neuronale Programmierung Ihrer Ess- und Trinkgefühle.

Ich bin Ihr Begleiter beim Schwertfisch-Konzept. Als Professor für Sozialökologie gehe ich außer auf die Bewegungs- und Ernährungskomponente vor allem auf genetische, kulturelle und ökonomische Aspekte ein, die das Verhalten zum eigenen Körper bestimmen. Das Programm, das ich Ihnen anbiete, stiert nicht in erster Linie auf das Übergewicht, sondern führt Sie zu einer klügeren und schöneren Lebensweise. Und mit dieser verlieren Sie auch die überflüssigen Kilos. Wenn Sie mitmachen, werden Sie fünf, zehn oder 20 Kilos in einem Zeitraum von sechs bis zwölf Monaten abnehmen und das neue Gewicht auch halten können. Die Devise heißt also: langsam, aber auf Dauer.

Übrigens, Sie haben auch die Möglichkeit, sich intensiver von mir betreuen zu lassen. Natürlich können Sie es mit dem Buch allein schaffen. Alles erforderliche Material ist darin enthalten. Aber wenn Sie merken, dass Sie doch eine stärkere Begleitung und Kontrolle brauchen, dann können Sie diese für drei bzw. sechs Monate gegen eine Gebühr preiswert bekommen. Alle Informationen dazu finden Sie auf der hinteren Umschlagseite.

Auf geht's und viel Erfolg

Ihr Prof. Dr. Hans Immler

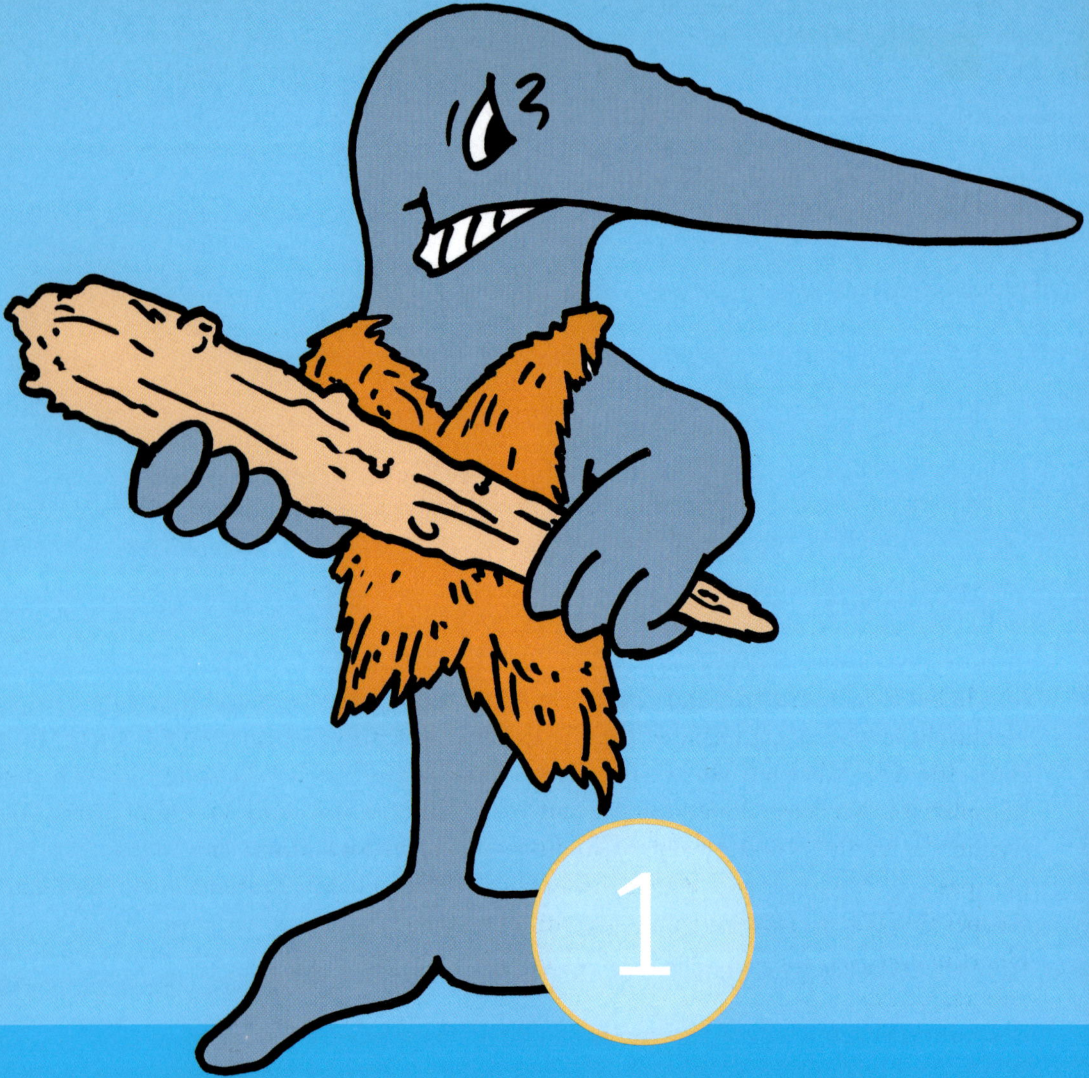

Körper und Natur auf Konfliktkurs

Die Natur treibt sie schonungslos in die Fettfalle

Das Problem: Ihr Körper passt nicht mehr in diese Welt. Die Lösung: Machen Sie ihn wieder **passend**! Wenn Sie heute an Übergewicht leiden, können Sie persönlich gar nichts dafür. Ihr Körper folgt im Grunde nur einem **Naturgesetz**, das nicht zu seiner Umwelt passt. Warum das so ist und welche Konsequenzen sich daraus für Sie ergeben, erfahren Sie in diesem Kapitel.

Ich habe eine schlechte und eine gute Nachricht für Sie. Die schlechte: Die Ursachen für Ihr Übergewicht sind höchst kompliziert. Wir haben eine Welt geschaffen, in die unsere Körper nicht mehr hineinpassen. Mit Hunger haben unsere Körper Millionen Jahre Erfahrung, mit Überfluss nicht. Sie können jetzt gar nicht anders, als mit Übergewicht und Krankheit auf unsere neue Welt zu reagieren.

Übergewicht – die Natur ist schuld, nicht Sie!

Die gute Nachricht: Sie persönlich können nichts dafür, Sie haben keine Schuld. Sie folgen im Grunde nur einem Naturgesetz. Wenn Sie heute dick und übergewichtig sind, ist das ein gutes Zeichen dafür, dass Sie eigentlich alles richtig machen, aber unglücklicherweise in einer falschen Umwelt. Ihr Verhalten und die Umwelt passen nicht mehr zusammen. Warum ist das so und welche Konsequenzen hat das für Ihre Ernährung? Sie haben fünf, zehn oder 20 Kilos zu viel Gewicht und möchten diese wieder loswerden. Aber wie kamen Sie überhaupt dazu? Waren Sie maßlos? Können Sie sich nicht zusammenreißen? Ist Ihre Lust zu groß und Ihr Wille zu schwach? Beginnen Sie nicht mit solchen Selbstvorwürfen. Denn damit wären Sie schon vor dem ersten Schritt gescheitert.

Jagd auf Büffel oder Ausritt zu McDonald's?

Ich gebe Ihnen eine ganz andere Antwort auf die Frage nach den Ursachen für Ihr Übergewicht, die dann auch zu ganz anderen Lösungen führt. An Ihrem Übergewicht sind nicht Sie schuld, sondern die Natur. Ihre Natur. Sie hat Sie in eine Falle gelockt, aus der Sie jetzt nicht mehr herausfinden. Immer darauf bedacht, dass es

Ihnen gut geht, befiehlt Ihnen die Natur mittels der sehr strengen Gene, alles zu essen, was auf den Tisch kommt, damit Sie in Notzeiten genügend Polster haben. Außerdem will Ihre Natur, dass Sie auf jeden unnötigen Schritt verzichten, weil Sie Ihre Kraft vielleicht noch anderweitig brauchen. Ihr Körper bereitet Sie immer noch auf die Jagd auf Büffel vor und nicht auf einen Ausritt zu McDonald's.

Das Verhexte: Mit ihrer »Besorgtheit« bestraft Sie dieselbe Natur für Ihr richtiges Verhalten, indem sie das körpereigene Energielager wachsen und wachsen lässt. Plötzlich hat man zehn oder 20 Kilos zu viel, fühlt sich unwohl, hört sich von Bekannten und vom Arzt Ratschläge an, fasst Vorsätze und befürchtet gleichzeitig das Scheitern. Was läuft da schief?

Die Dicken sind in der Mehrheit. Hören Sie also auf mit den Selbstvorwürfen. Die heutigen Dünnen wären unter früheren Lebensbedingungen ausgestorben. So ist das. Was aber hat sich so radikal verändert, und warum haben Sie plötzlich dieses Problem? Der Grund ist, dass wir in diese verflixte Körperfalle geraten sind. Um diese Falle zu verstehen, betrachten Sie einmal folgende zwei Fälle: Auf der Tour de France radelt ein Fahrer sieben Stunden durch die Berge und verbraucht dabei riesige Energiemengen, beispielsweise 12 000 Kilokalorien statt normaler 3 000 Kilokalorien am Tag. Wenn er nicht ständig durch Essen und Trinken Energie aufnehmen würde, fiele er vom Rad. Weil sein Energieverbrauch so hoch ist, muss er viel Energie aufnehmen. So wird ein Energiegleichgewicht hergestellt.

So geraten Sie in die Körperfalle

Wenn Sie heute Übergewicht haben, dann ist das ein klares Zeichen dafür, dass Sie normal sind und sich so verhalten, wie es Ihre Gene befehlen. Und Sie befinden sich in guter Gesellschaft. In Deutschland gelten inzwischen zwei Drittel der Männer und über die Hälfte der Frauen mit einem Body-Mass-Index von über 25 als übergewichtig.

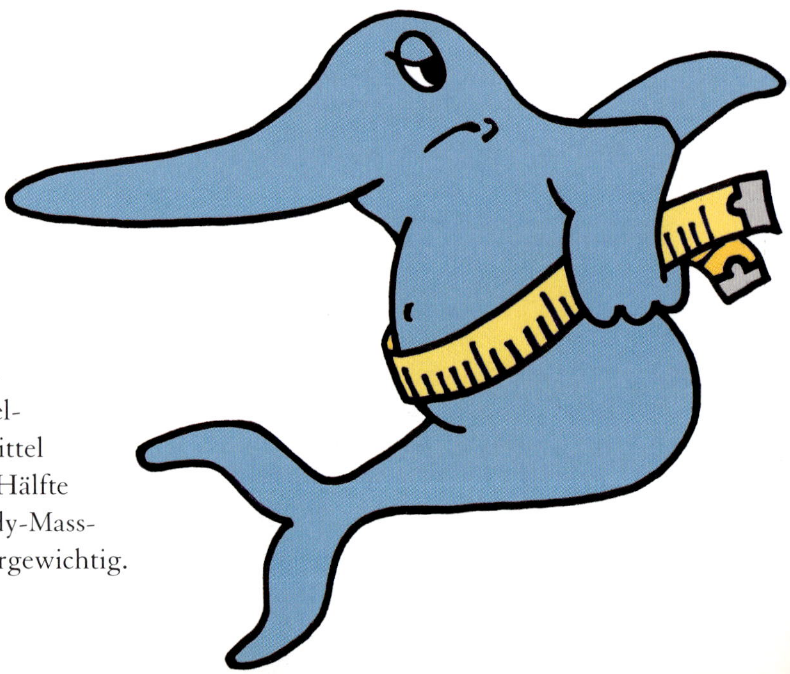

Wenig Bewegung – wenig Energiezufuhr?

Jetzt betrachten Sie den umgekehrten Fall. Sie bewegen sich ganz wenig und arbeiten körperlich fast nicht. Sie hocken vor dem Fernseher, bedienen den Computer und benutzen das Auto. Statt der 3 000 Kilokalorien verbrauchen Sie nur noch 2 000 Kilokalorien. Weil Sie viel weniger Bewegungsenergie verbrauchen, müsste die Energiezufuhr eigentlich zurückgehen, d. h. Sie hätten weniger Hunger und Durst. Stellen Sie sich Ihr Auto vor: Weil Sie so wenig »fahren«, ist der Tank noch voll, und Sie verzichten auf das Tanken. Verhält es sich mit Ihrem Körper ebenso? Nein.

Ihr Körper hat einen Konstruktionsfehler

Hier genau ist der Dickhase begraben. Die Regelung der Energie klappt nur bei großem Energieverbrauch, versagt aber komplett bei geringem Verbrauch. Oder ist es Ihnen schon einmal passiert, dass Sie einmal wenig Hunger und Durst hatten, weil Sie sich an einem Tag wenig bewegt haben? Essen und trinken Sie am Tag nur die Energiemenge, die Sie später wieder verbrauchen? Die Antwort ist eindeutig. Gerade bei geringem Energieverbrauch ist Ihr Ess- und Trinkverhalten praktisch unabhängig vom Energiebedarf, d. h. es fällt Ihnen überhaupt nicht ein, weniger zu essen und zu trinken, nur weil Ihre Muskeln heute noch zu wenig getan haben.

Auf den Hunger ist kein Verlass

Und: Sie wissen nicht einmal, wie viel Energie Sie überhaupt verbrauchen bzw. in Form von Kalorien zu sich nehmen – schließlich verfügen Sie ja nicht über eine Tankanzeige am Mund oder sonstwo. Und der Hunger ist ein verdammt unzuverlässiges Signal. Er lässt nämlich gerade nicht in dem Maß nach, wie Sie weniger Energie verbrauchen. Ziemlich unabhängig von Ihrem tatsächlichen Energieverbrauch nehmen Sie zum Frühstück, zum Mittagessen, zum Abendessen und auch noch zwischendurch Nahrung zu sich. Ja, es ist sogar ganz paradox: Viele Leute haben gerade dann Hunger und Appetit, wenn sie körperlich unausgelastet sind und herumhängen. Wir sind halt komplexe Menschen und keine Dieselmotoren. Essen und Trinken befriedigen mehr als den bloßen Energiebedarf.

Ein »Fehler« der menschlichen Natur

Beim Dieselmotor lässt sich ein Konstruktionsfehler in der Regel reparieren. Beim Menschen leider nicht. Sie müssten dazu Ihre Gene verändern, und dazu würde die Natur wohl mehrere Tausend Jahre und länger benötigen. Diese Idee können Sie vergessen. Oder lösen demnächst die Gen-Ingenieure das Problem? Kaum – die Eingriffe in die menschliche Natur wären dann doch zu groß.

So müssen wir einen bemerkenswerten Sachverhalt festhalten: Die Natur, genauer der menschliche Körper kann sich nicht an einen sehr niedrigen Energieverbrauch gewöhnen, weil er Hunger und Durst nicht so weit »herunterregeln« kann. Auch wenn wir es uns fest vornehmen – wir wollen einfach nicht so wenig essen und trinken, wie wir energetisch müssten, um ein Energiegleichgewicht herzustellen.

Essen für die Elefantenjagd

Die Realität ist ziemlich brutal: Der menschliche Körper kann sich nicht an den geringen Energieverbrauch anpassen, der Menschen im Technikzeitalter angemessen wäre. Unsere Vorfahren mussten schuften und rennen, um die Nahrung für genügend Lebensenergie zu erhalten. Darauf sind unsere Gene bis heute eingerichtet. Doch unser Problem ist umgekehrt: Wir verbrauchen sehr wenig Energie, essen und trinken aber täglich so, als ob wir einen Elefanten erlegen und ihn über weite Strecken zum Rastplatz schleppen müssten. Ein einfacher Ausweg ist nicht in Sicht.

Wir bewegen uns heute viel zu wenig

Die Situation ist noch viel dramatischer, wenn wir den Verbrauch der Energie durch Bewegung betrachten. Die beschriebene fehlende Anpassung erfolgt gleich von zwei Seiten. Erstens bewegen wir uns viel zu wenig, dafür essen wir zweitens viel zu viel. Beide Tatbestände zusammen manövrieren uns in diese ziemlich kritische Lage.

Was die Bewegung bzw. die muskuläre Arbeit angeht, nähern wir uns einer beunruhigenden Zahl. Seit etwa 30 Jahren haben wir unseren Bewegungsumsatz ständig gesenkt. Wir haben aufgrund unserer immer bequemeren Lebensweise – Autos, Fast Food, Mikrowelle etc. – fast jeden zweiten Schritt eingespart. Da es aber in erster Linie die Bewegung ist, die uns gesund, fit und schlank hält, haben wir heute eine untere Grenzlinie eindeutig gerissen. Bei so wenig physikalischer Muskelarbeit verfällt unser Muskelapparat, und mit diesem Verfall ruinieren wir Stoffwechsel, Kreislauf, Gelenke und Knochen.

»Gute« und »schlechte« Bewegung

Schauen Sie sich doch mal an irgendeiner Stelle um. Ich habe mich neulich in der Stadt auf eine Bank gesetzt und die Leute beobachtet. 300 habe ich gezählt. Etwa 200 der Vorübergehenden waren übergewichtig, hatten einen müden und schwerfälligen Gang, machten überhaupt keine gute Figur. Bei solchen Beobachtungen geht es nicht um die Schönheit des Körpers, sondern um seine physische Existenz. Unsere Körper verfallen auf breiter Linie, weil sie nicht mehr gefordert werden. Wir haben glücklicherweise die schwere körperliche Arbeit abgeschafft, unter anderem weil Maschinen sie übernommen haben. Aber wir haben versäumt, die gute Bewegung an die Stelle der schlechten zu setzen. Fazit: Ihrem Körper fehlt täglich durchschnittlich ein Pensum von ca. 200 bis 400 Kilokalorien Bewegung der angenehmen Art. Das entspricht etwa einem Zeitaufwand von 20 bis 30 Minuten. Wie Sie diese schöne Aufgabe ganz einfach erfüllen können, werde ich Ihnen zeigen.

Wir essen und trinken heute zu viel

Die Ernährung ist die andere Seite der Medaille. Wir leben heute im nutritiven Schlaraffenland, unsere Körper befürchten aber immer noch, dass wir verhungern könnten. Die Nahrungsmengen sind groß, und die Preise sind einmalig niedrig. Noch nie hat man für so wenig Geld oder Arbeit so viel Nahrung bekommen.

Angeleitet von unseren Genen und verführt von einem Nahrungsangebot, das heute zu jeder Zeit an jedem Ort in beliebiger Menge zu erhalten ist, nehmen wir jeden Tag durchschnittlich etwa 200 bis 400 Kilokalorien zu viel an Nahrung auf.

400 bis 800 kcal täglich zu viel

Jetzt rechnen Sie mal zusammen. 200 bis 400 Kilokalorien, die Sie aufgrund mangelnder Bewegung täglich zu wenig verbrauchen, und 200 bis 400 Kilokalorien täglich zu viel durch die Nahrungsaufnahme führen zu einem durchschnittlichen täglichen Energieüberschuss von 400 bis 800 Kilokalorien. Diese Menge muss eingelagert werden, aber leider wandert sie nicht in einen Öltank, sondern lagert sich als Körperfett ab. Es ist also nur eine Frage der Zeit, bis man fünf, zehn oder 20 Kilos zu viel auf der Hüfte hat. Ein regelmäßiger Energieüberschuss führt zwangsläufig zu Übergewicht.

Der Schwertfisch frisst die Pfunde weg

Abnehmen? Für viele keine Frage, der Weg scheint klar zu sein: Man macht eine Diät zur Gewichtsreduktion. Man reißt sich zwei, drei Wochen zusammen, hungert und leidet, kocht sich Brühen, mixt Drinks und wartet sehnsüchtig auf purzelnde Pfunde und das Ende der ganzen Tortur.

Das Ergebnis ist meist ernüchternd. Die meisten schaffen es schon nicht, das Gewicht relevant zu senken. Wer es doch schafft, hat schon nach wenigen Monaten die ganzen Pfunde – und noch mehr dazu – wieder drauf. Neue Untersuchungen zeigen eine brutale Realität: Von 100 Diätversuchen gehen letztlich 95 schief. Eine furchtbare Bilanz, aber auch physio-logisch. Wenn Ihre Vorfahren wochenlang keine Beute gemacht und gehungert haben und dann plötzlich eine dicke Sau zum Verzehr

Warum Diäten nichts bringen

- Schnelles Abnehmen führt zum schnellen Zunehmen (Jo-Jo-Effekt).
- Der Körper schaltet physiologisch auf Sparflamme.
- Man verliert 30 Prozent Muskeln.

Fazit: Nach der Diät sind Sie meist schlechter dran als vor der Diät.

bereitlag, dann haben sie natürlich auf Teufel komm raus zugelangt. Diäten können nicht klappen, sie bringen die Fettquelle nicht zum Versiegen, sondern schütten nur kurzfristig einen Kübel aus, der schnell wieder gefüllt ist. Und diese ganze Anstrengung richtet sich auch noch gegen unsere Natur mit ihren Wünschen und Begierden. Diäten sind sowohl physiologisch als auch psychologisch falsch. Die Zahlen der Misserfolge beweisen es hinreichend.

Problemlösung an der Wurzel: Der alte Körper und die neue Welt

Sie müssen an die Wurzel des Problems gehen, und dort eine Lösung finden. Die Wurzel ist, dass in den letzten Jahrzehnten eine Lebenswelt geschaffen wurde, die unter dem Namen des technisch-ökonomischen Fortschritts Ihren Körper in eine verdammt riskante Sackgasse geführt hat. Er kann sich wegen seiner genetischen Festlegung nicht an die neue Welt anpassen. Ihr Körper ist dazu da, sich zu bewegen, um Lebensmittel zu besorgen, und sich zu ernähren, um sich dann wieder bewegen zu können. Ernährung und Bewegung sind eng miteinander verkoppelt; dieses ökologische Grundgesetz kann keine Gesellschaft und kein Mensch auflösen. Doch genau das tut die moderne Lebensweise: Sie trennt Bewegung und Ernährung voneinander. Sie bekommen Nahrungsmittel nicht mehr für Bewegung bzw. physikalische Arbeit, sondern für Geld, das Sie im Sitzen verdienen und im Sitzen ausgeben. Hier allein liegt die Ursache für Ihr Übergewicht, für die Krankheitsrisiken, für den miesen Körperzustand und für den zivilisatorischen Niedergang des menschlichen Körpers überhaupt.

Führen Sie Ihren Körper aus der ökologischen Krise

Ich will hier aber nicht herumjammern, sondern Ihnen den Weg aus dieser ökologischen Krise Ihres Körpers zeigen. Sie haben zwar keine Schuld an der oben beschriebenen Entwicklung, lösen müssen Sie das Problem aber wesentlich allein. Setzen Sie nicht auf den Gesundheitsminister, die Krankenkasse, die Ärzte oder auf zu viel versprechende Ratgeber. Die können Ihnen nicht wirklich helfen, sondern Sie selbst müssen aktiv werden. Ihr Körper gehört Ihnen, er ist Ihr wertvollstes Vermögen. Sie selbst müssen und können handeln. Die gute Botschaft ist nämlich, dass es eine praktizierbare Lösung gibt, und dass diese sehr präzise bestimmt werden kann. Sie können Ihren Körper tatsächlich der neuen, also der heutigen Umwelt so anpassen, dass er ein gutes und gesundes Leben vor sich hat.

Ändern Sie Ihren Energieumsatz

Wie oben erklärt, beträgt Ihr täglicher Energieüberschuss zwischen 400 und 800 Kilokalorien. Wir werden diesen Wert im nächsten Kapitel noch präziser bestimmen,

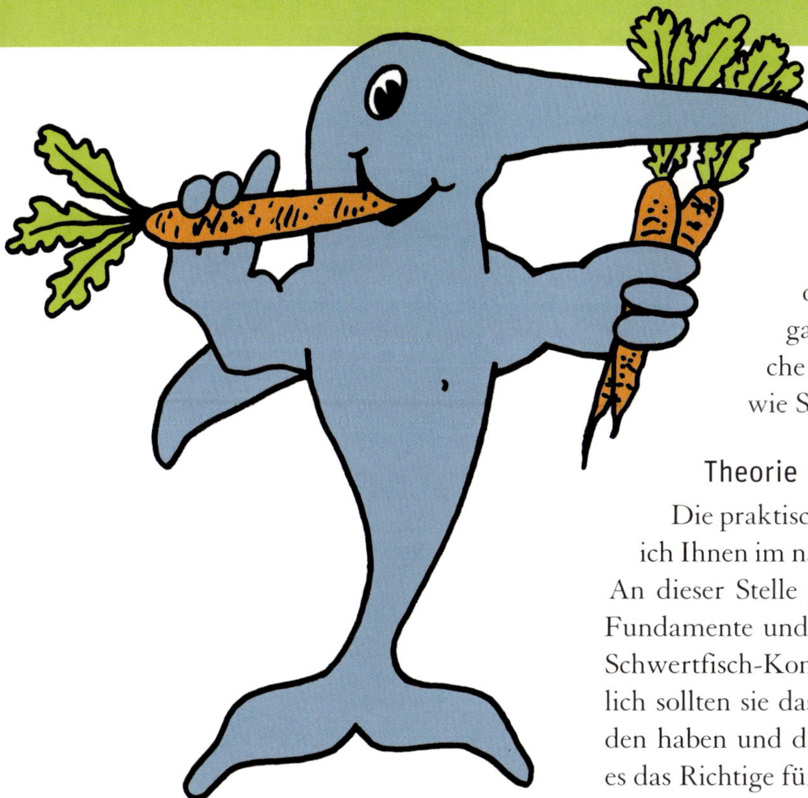

lassen Sie uns zunächst von einem mittleren Wert von 500 Kilokalorien ausgehen. Ihr Ziel muss sein, Ihren täglichen Energieumsatz um diese Menge zu korrigieren. Mit mehr sollten Sie nicht beginnen. Wenn Ihr persönlicher Wert unter 500 Kilokalorien liegt, können Sie sich trotzdem an die 500 halten – Sie werden dann wie gewünscht rascher an Gewicht verlieren.

250 plus 250 macht 500

500 Kilokalorien können langfristig nicht täglich einfach »weggehungert« werden. Die weggelassene Nahrungsmenge wäre zu groß, eine solche nicht endende Hungerkur könnten Sie nicht durchhalten. Wenn Sie die Summe aber aufteilen in einen Bewegungsanteil von 250 Kilokalorien und einen Ernährungsanteil von ebenfalls 250 Kilokalorien, dann sieht die Sache schon ganz anders aus. Eine solche Umstellung ist machbar, wie Sie bald sehen werden.

Theorie und Praxis

Die praktische Vorgehensweise werde ich Ihnen im nächsten Kapitel vorstellen. An dieser Stelle geht es allein darum, die Fundamente und die positive Aussicht des Schwertfisch-Konzepts zu zeigen. Schließlich sollten sie das Konzept genau verstanden haben und davon überzeugt sein, dass es das Richtige für Sie ist, bevor Sie Ihr tägliches Leben darauf einstellen.
Wenn ich von einer Korrektur des Energieumsatzes von täglich 500 Kilokalorien spreche, dann klingt das zunächst sehr technisch. Wenn Sie eine Maschine wären, könnten den Rest die Ingenieure besorgen. Aber weil Sie ein Mensch aus Fleisch, Gefühlen und Verstand sind, ist es nicht damit getan, Ihnen eine Kalorienzahl vorzusetzen und Ihnen dann zu befehlen, Sie sollen sich gefälligst daran halten. Diese Zahl ist das eine, die Umsetzung ins tägliche Leben das andere.

Hilfe vom Schwertfisch

Doch keine Sorge, das Schwertfisch-Konzept lässt Sie nicht mit einer Zahl allein. Eines ist sicher: Ihren täglichen Energieüberschuss auszurechnen ist eine Kleinigkeit im Vergleich zur Aufgabe, diesen

Überschuss nachhaltig abzubauen. Aber genau diese Umsetzung in die Praxis ist der eigentliche Kern des Schwertfisch-Konzepts in diesem Buch.

So passt Ihr Körper wieder in diese Welt

Ihr Übergewicht ist nicht Resultat Ihres Fehlverhaltens oder Ihrer Zügellosigkeit, sondern Ausdruck dafür, dass Ihr Körper logisch richtig auf eine falsche Umwelt reagiert. Also kommt es darauf an, den Körper an die neue, die aktuelle Umwelt anzupassen. In erster Linie bedeutet das, die Energiebalance des Organismus wieder herzustellen, also den Energieüberschuss nachhaltig abzubauen. Jede Wette: Die Herstellung der täglichen Energiebalance wird zur wichtigsten Gesundheitsaufgabe, ja wahrscheinlich zu einem zentralen Projekt unserer Zivilisation. Aber warten Sie nicht, bis das auch alle anderen kapiert haben. Beginnen Sie gleich heute damit, Ihr Energiegleichgewicht (wieder-)herzustellen. Ihr Körper wird es Ihnen danken.

Energiegleichgewicht herstellen: mit Lust und dauerhaft

Ihre neue Aufgabe klingt zunächst harmlos, aber sie hat es in sich. Denn es ist nicht mit ein paar Wochen Gürtel-enger-Schnallen getan. Vielmehr handelt es sich um ein langfristiges Verhalten. Damit verbieten sich alle Formen von Strafaktionen. Wenn Sie Ihren Körper nämlich frustrieren, dann macht er erst recht, was er will. Sie brauchen also eine sehr kluge Strategie, wenn Sie die Energiebalance auf Dauer erreichen und somit auch nachhaltig abnehmen wollen. Und genau diese Strategie bietet Ihnen das Schwertfisch-Konzept. Nachhaltig schlank und gesund zu sein, setzt eine gewisse Korrektur an Ihrer Lebensweise voraus. Da führt kein Weg dran vorbei. Das Entscheidende am Schwertfisch-Konzept ist, dass mehrere Komponenten zugleich wirken müssen.

Essen, Bewegen und Verhalten

Ein Faktor allein, z. B. Ernährung, bringt gar nichts. Im Schwertfisch-Konzept geht es zugleich um Bewegung, Essen und Trinken, darum, neues Verhalten zu lernen, die menschliche Natur zu verstehen, die Kraft der Gene zu erkennen, seine Psyche kennenzulernen.

Über allem aber steht eine neue Lust am Körper. Sie werden es nicht schaffen, zuerst ihr gesamtes Übergewicht zu verlieren, um sich dann am gesunden und schönen Körper zu erfreuen. Es ist genau umgekehrt. Lernen Sie zuerst den Wert Ihres Körpers und die Lust an ihm kennen, dann werden Sie die Energiebalance und Ihr Körpergleichgewicht erreichen – und halten – können. Mit Frust kommen Sie nicht weiter, mit Lust am Leben schon. Es ist also die Kombination aus Essen, Bewegen und neuem Verhalten, die den nachhaltigen Erfolg verspricht. Strafen Sie Ihren Körper niemals, belohnen Sie ihn!

Wichtiger als Informationen: das Gefühl

Abschließend zu diesem einführenden Kapitel noch Folgendes: In das Schwertfisch-Konzept fließen in großem Maße neueste Erkenntnisse aus der Hirnforschung ein: Die moderne Hirnforschung kann uns zunehmend genauer sagen, wie wir unseren Körper und sein Verhalten besser steuern können. Da gibt es überraschende Erkenntnisse; beispielsweise, dass Informationen allein – und seien sie auch noch so fundiert und überzeugend – nicht viel nützen. Sie können 100 Ratgeber lesen, Sie werden davon nicht abnehmen. Sie können noch so viel Willenskraft aufbringen, wenn Ihr Körper Lust auf Spaghetti mit Sahnesauce hat, wird er sich langfristig gegen Ihren Willen durchsetzen. Es gab einmal einen populären deutschen Außenminister, der uns das drastisch demonstriert hat. Ich meine den mit dem Jo-Jo-Joschka-Effekt.

Lernen, die Gefühle zu beeinflussen

Was Ihr Körper macht und wie er sich verändert, hängt von den Gefühlen im limbischen System Ihres Gehirns ab, nicht von Ihren Vorsätzen im Neokortex – das ist der Teil Ihres Gehirns, der für die Vernunft und den Verstand zuständig ist.
Konkret bedeutet das, dass Sie lernen müssen, wie Sie Gefühle steuern können, weil Sie nur über diesen Weg an Ihre Ess-, Trink- und Bewegungsgewohnheiten herankommen und sie beeinflussen können. Die Gefühle müssen erlernt und geübt werden. Auf diesem Weg entstehen neue neuronale Programme und Verhaltensstrukturen, die Sie schließlich zu einem guten Körper kommen lassen. Ich spreche deshalb von neuronaler Programmierung. Wir können der Hirnforschung sehr dankbar sein, dass sie uns ganz neue Möglichkeiten aufzeigt, unseren Körper mit seinen Trieben, Sinnen und Gefühlen besser zu steuern.

Zurück zum guten Leben

Entscheidend ist aber noch etwas anderes. Unser Körper hat ein oberstes Ziel. Er will leben und möglichst gut leben. Mit dem massenhaften Übergewicht und den daraus folgenden Risiken ist er deutlich von diesem Weg abgekommen. Also müssen wir seine ganzen Kräfte mobilisieren, damit er zum guten Leben zurückfindet. Das Schwertfisch-Konzept will dabei helfen.

Aber Sie wissen ja: Nur lesen nützt nichts. Daher wird ab jetzt gehandelt. Es gibt kein gutes Leben ohne einen guten Körper. Es geht nicht um Gesundheit, das wäre zu defensiv. Vielmehr soll Ihnen Ihr Körper Freude machen und Sie lange durchs Leben tragen. Aber dazu braucht er auch Sie!

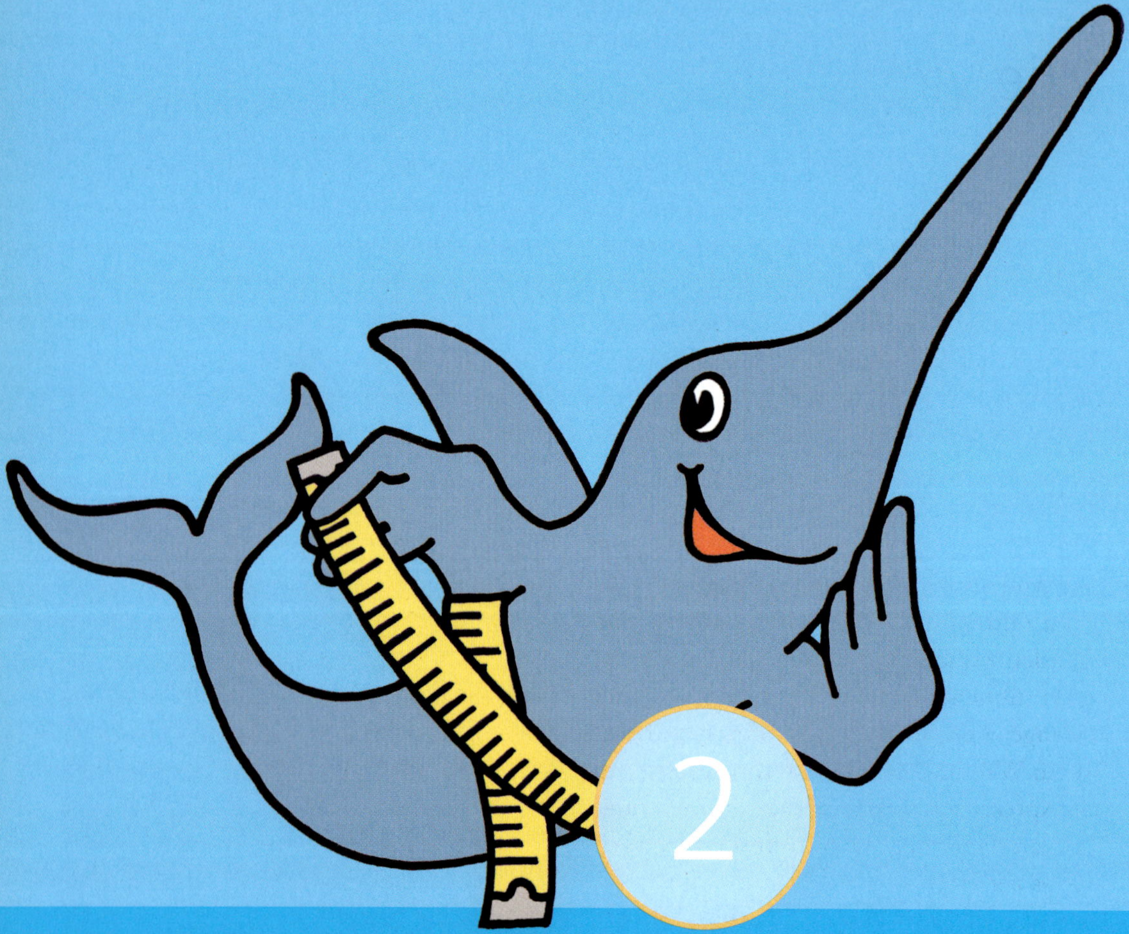

2

So funktioniert das Schwertfisch-Konzept

Wie viele Kilos möchten Sie abnehmen?

Fünf Kilos weg in drei Monaten, zehn Kilos weg in sechs Monaten, 20 Kilos weg in zwölf Monaten – für immer! Dieses Ziel können Sie mit dem Schwertfisch-Konzept erreichen. Steigen Sie sofort in das Programm ein. **Basis-Informationen** und Vorschläge für das Verhalten, die Sie benötigen, um das **Schwertfisch-Konzept** anzuwenden, bekommen Sie jetzt.

Sie wollen fünf, zehn oder 20 Kilos abnehmen und ich soll Ihnen dabei helfen. Wir werden es schaffen. Allerdings nicht auf dem üblichen Diätenweg. Sondern ich schlage Ihnen einen ganz anderen und besseren Weg vor. Ja, ich gebe Ihnen sogar ein Versprechen. Wenn Sie mitmachen und sich an die Regeln halten, werden Sie viele Kilos verlieren.

Sie werden Ihr Wunschgewicht erreichen und noch viel mehr. Sie müssen nicht hungern und es kostet nicht viel. Fit und gesund werden Sie auch noch. Handelt es sich um eine Wunderpille? Um ein Wunder schon, aber nicht um eine Pille. Sie erreichen dieses Wunder, wenn Sie für Ihren Körper etwas tun, damit der etwas für Sie tun kann. Sie haben richtig gelesen. Tun Sie was für Ihren Körper. Das ist eigentlich schon alles. Sagen Sie Ja, und wir starten mit dem Schwertfisch-Konzept. Achten Sie auf einen guten Start, das ist die halbe Miete!

Setzen Sie sich ein realistisches Ziel!

Natürlich haben Sie eine Zahl im Kopf. Und wahrscheinlich auch eine Vorstellung, wie Ihr Körper bald aussehen sollte. So, dass er wieder reinpasst in die enge Hose oder ins Badezeug. Aber sind solche Ziele realistisch?

Ich will Sie von einem solchen Ziel nicht abbringen. Ein Ziel ist besser als keines. Aber sich auf eine Zahl zu fixieren und sich dann unter Zeitdruck zu setzen, ist falsch. Sie sollten unbedingt das Hin und Her, die Zick-Zack-Kurve von schnellem Abnehmen und schnellem Zunehmen vermeiden. Realistisch ist dagegen, unter der Bedingung von täglichem Energiegleichgewicht langsam sein Gewicht zu reduzieren. Wie wäre es damit: fünf Kilos weniger in drei Monaten, zehn Kilos weniger in sechs Monaten, oder 20 Kilos weniger in zwölf Monaten.

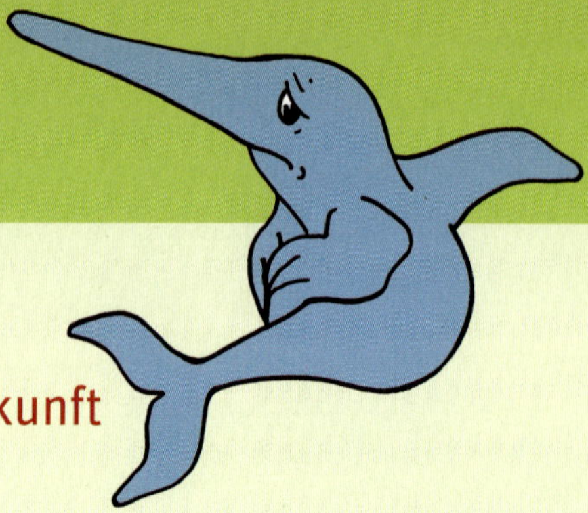

Ihre Gewichtskurve – früher und in Zukunft

Bisher: Diätkurve mit Jo-Jo-Effekt

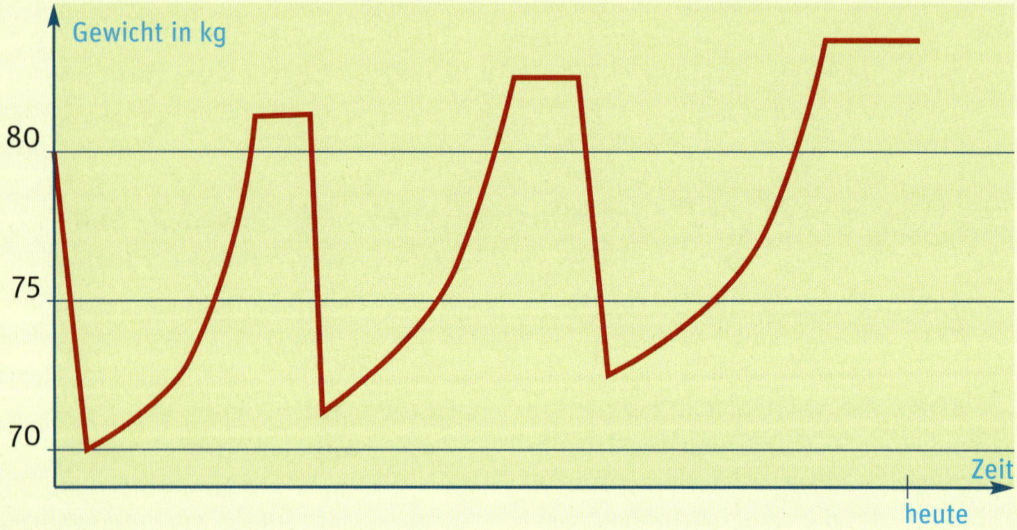

So müsste es gehen: Gleichgewicht mit dem Schwertfisch

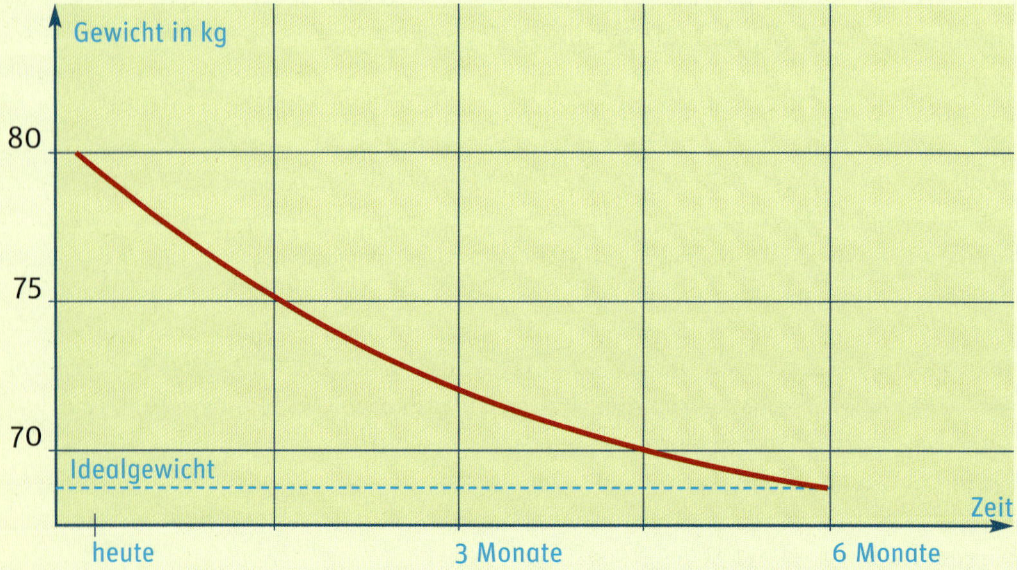

Fünf Kilos in drei Monaten, zehn Kilos in sechs Monaten – dieses Ziel ist vernünftig und erreichbar. Aber bleiben Sie geduldig. Vielleicht braucht Ihr Körper auch etwas länger.

Der erste Tag und die erste Woche

Nehmen Sie sich ein bisschen Zeit und arbeiten Sie diese ersten Praxiskapitel innerhalb einiger Tage durch. Ein guter Start ist wichtig. Aber was ist das?

Zum Auftakt ein leckeres Drei-Gänge-Menü

Bereiten Sie sich ein gutes Drei-Gänge-Menü zu und – genießen Sie. Vielleicht sind Sie überrascht, dass Sie mit einem guten Essen beginnen sollen, wo Sie doch abnehmen wollen. Wir stellen hier die erste Weiche, die beim Abnehmen mit herkömmlichen Diäten falsch gestellt wird. Mit Hungern das Abnehmen zu beginnen führt in eine Katastrophe. Wenn Sie heute hungern, hauen Sie sich morgen und übermorgen den Bauch wieder voll. Wenn Sie eine Woche lang hungern, werden Sie anschließend monatelang zur Wiedergutmachung, sprich: zum Füllen der Energiekammern, getrieben. Das befehlen Ihnen Ihre Gene, die mit Hunger sehr schlechte Erfahrungen gemacht haben. Hüten Sie sich also vor dieser Falle.
Bereiten Sie sich zu Beginn Ihrer ersten Woche mit dem Schwertfisch-Konzept ein feines Drei-Gänge-Menü. Verbinden Sie dabei jeden Gang mit einem Gedankengang, z. B. auf diese Art:

- **Erster Gang:** Olivensalat. Besorgen Sie sich gute Oliven (oder eine andere Salatzutat nach Ihrem Geschmack) und frischen Salat der Saison. Bereiten Sie ein leckeres Dressing, z. B. aus Essig, Zitronen und Olivenöl. Verzichten Sie auf Brot. Guten Appetit.
  Erster Gedankengang: Wenn sie abnehmen wollen, frustrieren Sie Ihren Körper nicht. Gegen dessen Gefühle läuft gar nichts. Nicht weniger essen und trinken ist die Lösung, sondern besser und schöner.
- **Zweiter Gang:** Fisch mit Gemüse, gebraten oder gedünstet. Falls Sie Fisch nicht mögen, nehmen Sie stattdessen mageres Fleisch.
  Zweiter Gedankengang: Essen ist Energie. Wir essen, um uns bewegen zu können, und wir bewegen uns und arbeiten, um Essen zu bekommen. Das Band zwischen Ernährung und Bewegung ist ein strenges Naturgesetz, das wir nicht aushebeln können. Aber da gibt es ein Problem. Für uns sind Essen und Trinken mehr als nur Energieaufnahme. Essen und Trinken sind Lebenslust. Weil aber Nahrungsmittel überall und preiswert zur Verfügung stehen, wir gleichzeitig die Bewegung massiv einschränken, nehmen wir heute viel mehr Energie auf, als wir brauchen. Wo liegt die Lösung?
- **Dritter Gang:** zum Nachtisch ein leckerer Obstteller mit besonders feinen Früchten.
  Dritter Gedankengang: Das richtige Wissen führt nicht zum richtigen Handeln. Ihr Körper befolgt keine Befehle Ihrer Vernunft, er hört nur auf Ihre

Gefühle. Lernen Sie daher nicht **über** Essen und Trinken, sondern lernen Sie essen und trinken. Dazu brauchen Sie erst Ihre Gefühle, dann Ihren Verstand.

Produzieren Sie Gefühle – die ersten neuronalen Karten

So, hat es geschmeckt? Dann machen Sie jetzt weiter im Programm und gehen Sie zum nächsten Punkt weiter. Die neuronalen Karten werden für Sie eine große Rolle spielen. Und bevor ich Ihnen überhaupt erklärt habe, was das für merkwürdige Karten sind, haben Sie die ersten schon produziert. Die Gänge Ihres Menüs und die Gedankengänge waren bereits solche Karten.

Lassen Sie mich das Prinzip hier schon mal kurz erläutern. Der Sinn der guten Mahlzeit war nicht nur, Sie zu sättigen. Es kam ein anderer wichtiger Aspekt dazu. Normalerweise beginnen die Vorsätze zum Abnehmen mit einer massiven Einschränkung der Essensmenge. Zum Abnehmen gehört Verzicht, Verzicht bedeutet hungern, Hunger heißt Frustration, und diese Frustration will Ihr Körper möglichst bald beenden. Also kommt es beim Abnehmen zu einer üblen Konfrontation zwischen Ihrem Willen, abnehmen zu wollen, und Ihrem Körper, der Hungersnot und Lebensgefahr wittert und diesen Zustand so schnell wie möglich und mit allen Tricks beenden will. In dieser Konfrontation gewinnt übrigens nie der Wille, sondern immer das Körpergefühl. Bei einem solchen Abnehmversuch hat man von Beginn an alles falsch gemacht, weil der Verstand gegen das Gefühl und gegen die Gene aufge-

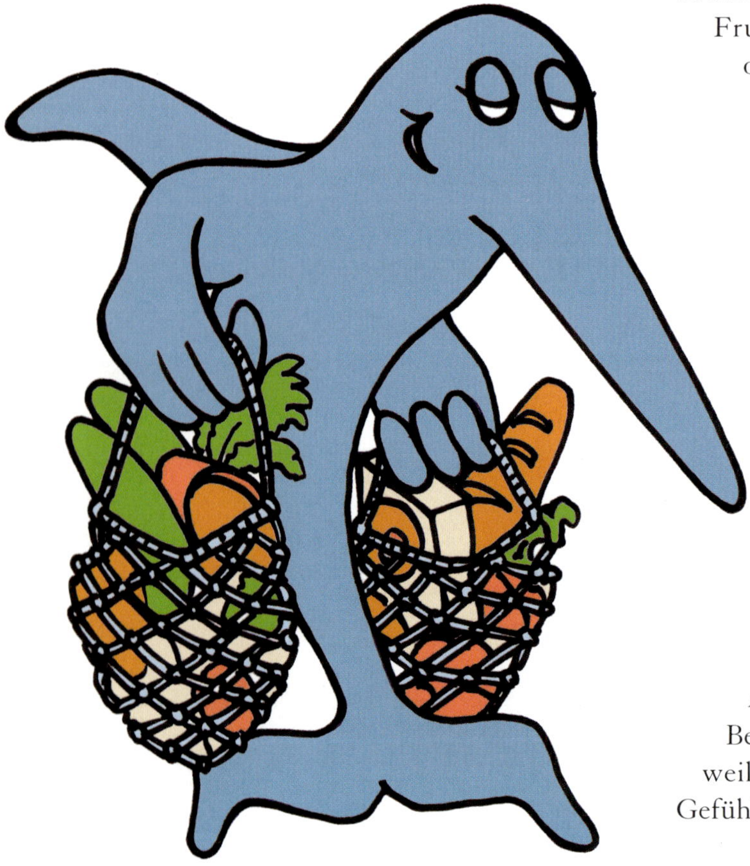

hetzt wird. Das Scheitern ist damit vorprogrammiert. Wer den Willen und den Körper gegeneinander ausspielt, hat von vornherein verloren. Das ist der tiefere Grund, warum Diäten nicht klappen können.

Kooperation statt Widerstand

Sie haben es schon anders gemacht. Sie haben Ihrem Körper mitgeteilt, abnehmen zu wollen, aber ihm gleichzeitig gezeigt, dass er keine Angst vor Hunger, Not und Frust haben muss. Ihr Körper mit seinen genetischen Erfahrungen, seiner Physiologie und seinen konservativen Verhaltensmustern hat damit die sinnliche Erfahrung gemacht, dass das Abnehmen gutes Essen bedeutet. Genau das ist entscheidend, weil jetzt das gesamte bewusste und unbewusste Körpersystem nicht auf Widerstand, sondern auf Kooperation schaltet. Wenn das Abnehmen so läuft, dann nehme ich gerne ab, sagt sich Ihr Körper.

Der Zusammenhang von Gewichtsverlust und Lebenslust hat sich ein erstes Mal in den neuronalen Strukturen Ihres Körpers und insbesondere Ihres »Gefühlshirns« eingeprägt und ist so zu einem gespeicherten neuronalen Netzwerk, einer ersten neuronalen Karte geworden. Darauf lässt sich aufbauen. Es kommt jetzt darauf an, möglichst viele solcher Erfahrungen, solch positiver neuronaler Karten herzustellen. Die Produktion neuronaler Karten wird zu einem entscheidenden Instrument für Sie, um langfristig zu einem gesünderen, schlankeren und insgesamt fitteren Körper zu kommen.

Mit guten Gefühlen erfolgreich abnehmen

Machen Sie es sich noch einmal klar: Gewichtsverlust darf nicht mit negativer Körpererfahrung verbunden sein. Ihr Körper muss spüren, dass er davon profitiert. Und vor allem: Er muss es erleben. Die emotionale Verbindung von Abnehmen und gutem Essen ist die erste Voraussetzung für das Erreichen Ihres Ziels. Jetzt ist Ihr Körper bereit.

Allerdings bleibt noch eine wichtige Frage zu klären: Ist es tatsächlich möglich, dass Sie Ihrem Körper und dem Gefühlshirn gutes Essen signalisieren und im Ergebnis Kilos verlieren? Kann man sich schlank essen? Man kann. Der Grund dafür ist, dass gutes Essen meistens weniger Kalorien enthält als schlechtes.

Auf einen Blick: Die erste Woche

In den ersten sieben Tagen geht es zunächst nur um die Praxis. Die theoretischen Beweise kommen später.

Folgende drei Schritte sollten Sie täglich umsetzen:

- Produzieren Sie positive Gefühle.
- Bringen Sie Bewegung in Ihr Leben.
- Essen und trinken Sie gut und werden Sie satt.

Achten Sie auf Ihren »Täglichen Energieüberschuss«

Bevor es an den angenehmen Teil – den praktischen Einstieg in Ihr Abnehmprogramm – geht, muss ich Sie zunächst noch mit ein bisschen Theorie füttern. Und mit harten Fakten konfrontieren: So sehr wir im Folgenden die Gefühle und die Psyche hervorheben werden, Übergewicht ist physiologisch betrachtet nichts als eine unausgeglichene Energiebilanz. Jedes Gramm und jedes Kilo Fett, das bei Ihnen angesetzt hat, ist mit der Nahrung aufgenommene, aber dann nicht verbrauchte Energie. So kompliziert die Ursachen sind, so einfach ist die Tatsache. Hier sollten Sie ansetzen und umgehend eine klare Konsequenz ziehen. Sie lautet: Vergessen Sie Ihr Übergewicht. Achten Sie auf Ihren täglichen Energieüberschuss!

Des Schwertfisches Kern

Wenn Sie wochen- und monatelang das Übergewicht im Kopf haben, dann denken Sie wochen- und monatelang ans Essen. Weil Sie aber abnehmen wollen, müssen Sie sich täglich zusammenreißen, bestrafen, verzichten und quälen. Dieser psychische Zustand löst Heißhunger und Fressattacken aus. Diese müssen Sie jetzt auch noch bekämpfen. Die meisten geben dabei bald auf. Und die wenigen, die es schaffen, überflüssige Pfunde loszuwerden, freuen sich derart auf das Ende der Qual, dass sie dann umgehend wieder zuschlagen und ratzfatz wieder mehr Gewicht draufhaben als vorher. Es ist einfach ein Irrsinn, das Essen den ganzen Tag im Kopf zu haben und nichts im Magen. Das kann fast nur schiefgehen.

Wie machen Sie es richtig? Mit dem Übergewicht zu arbeiten, um abnehmen zu wollen, ist von Anfang an falsch. Dem Übergewicht geht ja das Entscheidende voran. Übergewicht ist überschüssige Energie, die in Ihrem Körper als Fett auf Halde liegt. Sie müssen zuerst kapieren, wie die Halde entstanden ist, um sie erfolgreich abbauen zu können. Sie ziehen doch auch nicht in der Badewanne den Stöpsel heraus und lassen das Wasser weiterlaufen. Also müssen Sie den täglichen Energieüberschuss verstehen.

Vom Überschuss zum Gleichgewicht

Energieüberschuss entsteht, wenn Sie entweder zu viel Energie aufnehmen oder zu wenig verbrauchen. Energieaufnahme bedeutet essen und trinken, Energieverbrauch heißt in dem Bereich, den Sie beeinflussen können, vor allem physikalische Arbeit, d.h. konkret körperliche Arbeit und muskuläre Bewegungen aller Art. Damit haben Sie die drei entscheidenden Hebel in der Hand, um das Körpergewicht und Ihre Gesundheit direkt zu beeinflussen. Erstens, das Ziel heißt Energiegleichgewicht, d.h. Aufnahme und Verbrauch stimmen überein. Zweitens, einen Energieüberschuss können Sie durch geringere Kalorienaufnahme abbauen. Drittens, einen Energieüberschuss können Sie auch durch mehr Bewegung abbauen.

Vorsicht, Sabotage-Attacken von außen und innen!

Das klingt sehr einfach, aber ich muss Ihnen leider sagen, dass es nicht so einfach ist. Das Ziel des täglichen Energiegleichgewichts wird von zwei Seiten massiv attackiert, nämlich von der Natur und von Ihnen selbst. Was die Natur angeht, leben wir heute in Verhältnissen, in die unser Körper nicht mehr passt. Ihre Vorfahren aus Urzeiten mussten täglich viele Kilometer laufen und schuften, um dann vielleicht einen Hasen oder ein paar Beeren für die ganze Familie nach Hause zu bringen. Für wenig Nahrung musste man verdammt viel Energie verbrauchen. Heute haben Sie zwar immer noch die gleichen Gene wie Ihre Vorfahren, aber Sie bekommen jetzt für sehr wenig Energieverbrauch unfassbar viel zu essen. Sie brauchen fast keinen Schritt zu tun – und können dennoch den ganzen Tag futtern. Und die meisten tun das auch in irgendeiner Form.

Es klingt verrückt: Die Natur macht es uns heute zu leicht, an Nahrung heranzukommen; gleichzeitig befehlen uns aber unsere Gene, zu essen, was auf den Tisch kommt. Und Sie sitzen mitten in dieser Falle.

Nach dem Hunger kommt der Appetit

Wenn man keinen Hunger mehr hat, ist man noch lange nicht satt. Angesichts der leckeren Angebote könnte man eigentlich immer essen. Bei Freunden kommt ein leckeres Essen auf den Tisch, hier lockt noch ein Bier, allein zu Hause der unwiderstehliche Griff in den Kühlschrank usw. Man wird von morgens bis abends zum Essen und Trinken verführt, und wenn einmal nicht, dann verführt man sich selbst. Leider verfügen wir nicht über eine Tankanzeige, die sagt, dass wir voll sind. Im Gegenteil, erst wenn wir physiologisch eigentlich gesättigt sind, fängt diese kribbelige orale Lust erst richtig an. Das Ergebnis ist ein echtes Problem.

Jetzt geht's ran an den Speck

Wenn Sie erfolgreich abnehmen wollen, müssen Sie nicht das Übergewicht, sondern den täglichen Energieüberschuss bekämpfen, weil er die eigentliche Ursache des Übels darstellt. Sie brauchen eine Strategie gegen den »Täglichen Energieüberschuss«, den wir ab jetzt TÜ nennen. Wie könnte diese Strategie aussehen?

Auf einen Blick: Die Vorteile des Schwertfisch-Konzepts

- zehn bis 20 Kilos weniger Gewicht auf Dauer
- tägliches Energiegleichgewicht
- Senkung der Risiken für Fett- und Zuckerstoffwechsel
- Prävention von Zivilisationserkrankungen
- Körperbalance auf Dauer
- Körper macht wieder Freude

So entsteht der Schwertfisch

Die Bewegungslinie

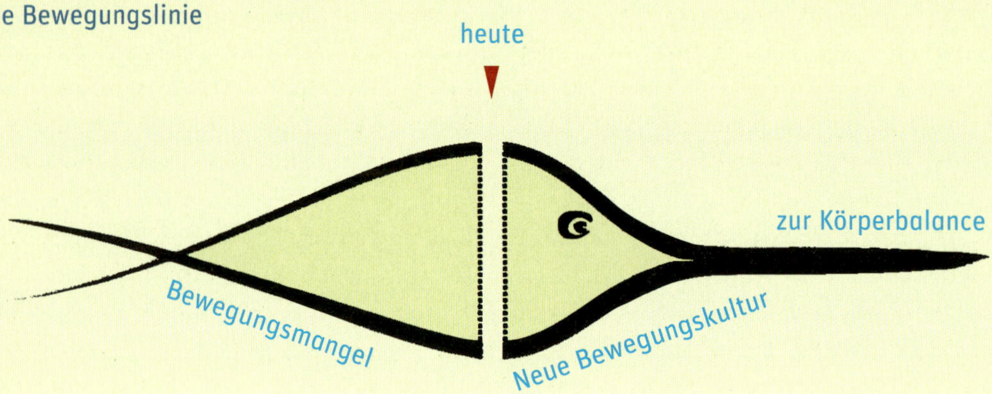

Die Ernährungslinie

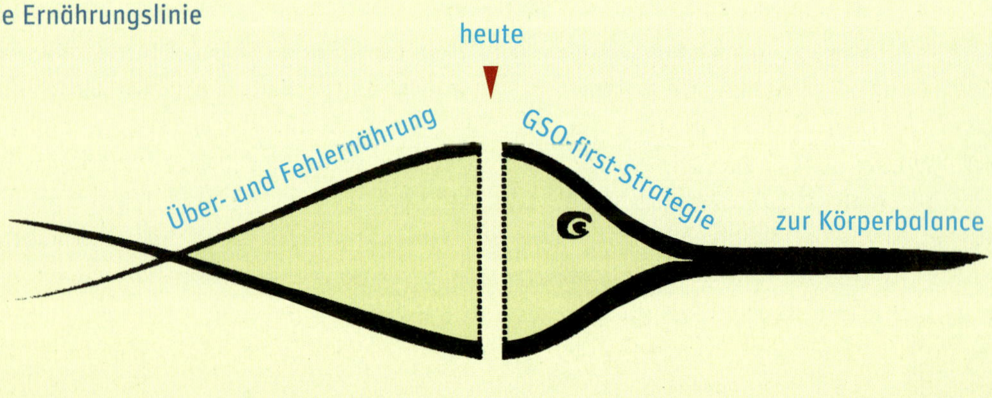

Die Körperbalance

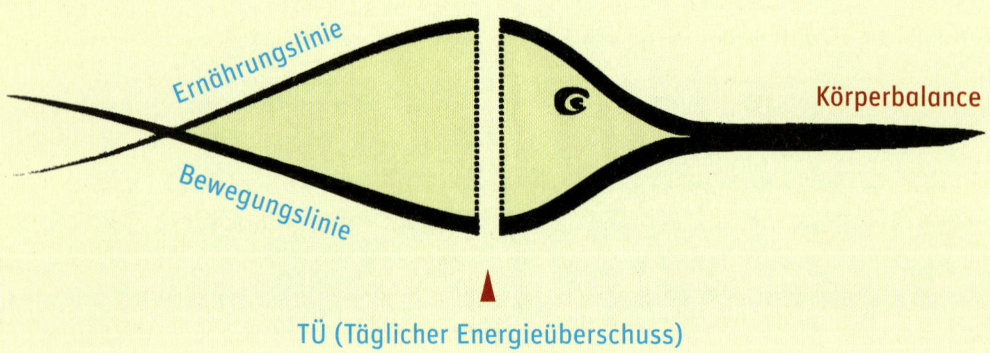

Doppelgleisig ans Ziel

Eines ist von vorneherein klar: Sie können den TÜ nicht auf Dauer weghungern. Sie können nicht mit Magenknurren durchs Leben laufen. Unter dieser Voraussetzung ist es logisch, dass Sie den TÜ nicht allein von der Ernährungsseite her abbauen können, sondern unabdingbar auch den Verbrauch an Energie – und damit die Bewegung – ankurbeln müssen.

Ihnen stehen damit zwei Wege zur Verfügung: Zum einen sollen Sie mit Freude und Genuss essen und trinken, allerdings unter Einsparung der zu hohen Energiemengen. Zum anderen geht es um die Steigerung des Energieumsatzes durch mehr Muskelarbeit und Körperbewegung.

Entscheidend ist, dass Sie diese beiden Komponenten sehr genau an Ihre eigenen, ganz persönlichen Bedürfnisse anpassen müssen, damit Sie nicht innerlich schon aufgeben, bevor Sie überhaupt angefangen haben. Das Ziel ist, dass Sie die Bewegungen finden, die Ihr Leben bereichern – ich bin sicher, es gibt sie! – und die Sie deshalb gerne machen, und dass Ihnen viel essen und trinken mit weniger Kalorien als neuer Lebensstil ebenfalls gut gefällt. Ihr Körper muss Lust auf beides haben, sonst geht das Experiment »Energiebalance« daneben.

Berechnen Sie jede Woche Ihren TÜ

Bevor wir jetzt ein solches Körperkonzept konkret und praxisfähig entwickeln, sollten Sie wissen, wie groß Ihr ganz persönlicher »Täglicher Energieüberschuss« (TÜ) ist. Natürlich entscheidet seine Größe darüber, was Sie zu tun haben. Aber Sie kennen Ihren TÜ bisher nicht, Sie wissen nur von Ihrem Übergewicht. Ich habe eine einfache, aber wissenschaftlich sichere Methode entwickelt, den TÜ zu berechnen, und zwar Ihren persönlichen TÜ. Den bestimmen wir jetzt. Dann können Sie entscheiden, wie Sie ihn wegbekommen. Keine Angst, die Rechnung ist ganz einfach. Schauen Sie sich dazu die folgenden beiden Seiten an.

Berechnen Sie jetzt Ihren TÜ, d.h. die Menge an Kalorien, die Sie täglich als überschüssige Energie aufnehmen bzw. nicht verbrauchen. Diese Zahl ist für Sie sehr wichtig, weil sie Ihnen sagt, was Sie anders machen sollen. Das Ziel ist, Ihren TÜ schnell, ja am besten von sofort an auf null zu bringen, ohne dass Sie frustriert werden. Lassen Sie uns zunächst kurz die »nackte Zahl« Ihres TÜ betrachten, damit Sie wissen, woran Sie sind, also einordnen können, ob Ihr TÜ hoch, niedrig oder sogar sehr hoch ist. Die meisten übergewichtigen Deutschen haben einen TÜ zwischen 200 und 800 Kilokalorien. Ein TÜ unter 200 Kilokalorien ist nicht besonders hoch, dennoch sollten Sie aktiv werden. Liegt Ihr TÜ zwischen 200 und 800 Kilokalorien, so besteht deutlicher Handlungsbedarf. Ein TÜ über 800 Kilokalorien zeigt ein sehr deutliches Übergewicht, und Sie sollten unbedingt sofort etwas unternehmen – nicht hektisch, sondern ruhig und konsequent.

So berechnen Sie Ihren »Täglichen Energieüberschuss« (TÜ)

1. Ihr tatsächliches Gewicht ist ______________________ kg

2. Ihr oberes Sollgewicht ist ______________________ kg
   (aus der Tabelle rechts entnehmen)

3. Ihr Übergewicht beträgt ______________________ kg
   (Differenz zwischen 1. und 2.)

4. **Ihr TÜ ist Übergewicht x 32 = ______________________ kcal**
   (z. B. 10 kg x 32 = 320 kcal)

So erhalten Sie Ihren »Wunsch-TÜ«

Sie können bei der Rechnung auch das von Ihnen angestrebte Wunschgewicht von Ihrem tatsächlichen Gewicht abziehen und die Differenz mit 32 multiplizieren.

Rechenbeispiel für den TÜ

Für eine Frau oder einen Mann, die/der 170 cm groß ist und 81 kg wiegt, würde die Berechnung des TÜ folgendermaßen aussehen:

1. Tatsächliches Gewicht	81 kg
2. Oberes Sollgewicht	71 kg
2. Übergewicht	10 kg
4. Übergewicht x 32	320 Kilokalorien
Der TÜ beträgt	**320 Kilokalorien**

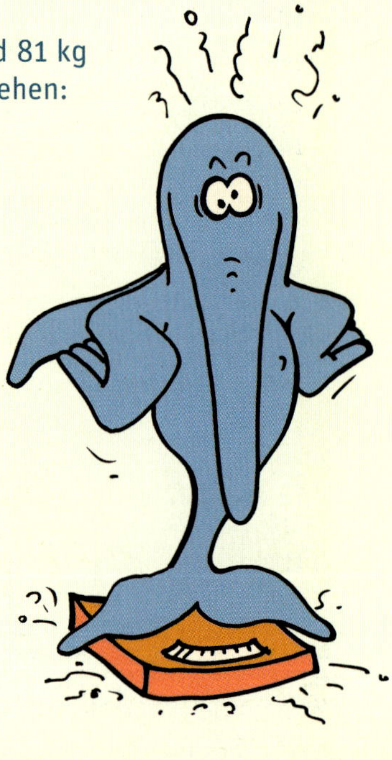

Die Gewichtstabelle zum TÜ

Entnehmen Sie das Körpergewicht, das Sie nicht überschreiten sollten, folgender Tabelle.

Wer Übergewicht (BMI > 25) hat, nimmt den Wert aus der Spalte »oberes Sollgewicht«. Alle anderen nehmen den Wert aus der Spalte »Optimum«, was einem BMI von 23 entspricht.

Tragen Sie die gefundene Zahl als oberes Sollgewicht in die TÜ-Berechnung links ein.

Körpergröße	oberes Sollgewicht	Optimum	Körpergröße	oberes Sollgewicht	Optimum
155	59	55	178	78	73
156	60	56	179	79	74
157	60	57	180	79	75
158	61	57	181	80	75
159	62	58	182	81	76
160	63	59	183	82	77
161	64	60	184	83	78
162	64	60	185	84	79
163	65	61	186	85	80
164	66	62	187	86	80
165	67	63	188	87	81
166	68	63	189	88	82
167	68	64	190	89	83
168	69	65	191	89	84
169	70	66	192	90	85
170	71	66	193	91	86
171	72	67	194	92	87
172	73	68	195	93	88
173	73	69	196	94	88
174	74	70	197	95	89
175	75	70	198	96	90
176	76	71	199	97	91
177	77	72	200	98	92

Der Tabelle liegt ein Wert von BMI (Body Mass Index) 25 als oberer Sollwert und ein BMI von 23 als Optimalwert zugrunde. Ab BMI 25 beginnt das Übergewicht und Sie müssen mehr tun, um an Gewicht zu verlieren. Ihr BMI sollte nicht unter 20 liegen.

Ihren BMI errechnen Sie folgendermaßen: $\frac{\text{Körpergewicht in kg}}{\text{Körpergröße in m} \times \text{Körpergröße in m}}$

Das Sofortprogramm: Energiegleichgewicht

Nehmen Sie jetzt Ihre erste Woche in Angriff. Da Sie Ihren TÜ kennen und das Ziel TÜ = 0 auch klar ist, kommt es nun auf die richtigen Entscheidungen an. Lesen Sie auf den folgenden Seiten, was Sie zu tun haben, ich werde Sie anleiten und Ihnen ganz konkrete Vorschläge unterbreiten. Ihr Ziel ist es, sofort in der ersten Woche, in der Sie das Programm starten, Ihr Energiegleichgewicht zu erreichen, d.h. alle Energie, die Sie tanken, auch zu verbrauchen. Möglichst sogar ein wenig mehr. Anders gesagt, Sie bauen Ihren Energieüberschuss in dieser Woche komplett ab: Sie erreichen, dass Ihr TÜ gleich null ist.

Erfolgreiches Abnehmen mit Gefühl

Womöglich erwarten Sie jetzt, dass ich Ihnen rate, Sie sollen jeden Tag Sport treiben und weniger essen und trinken. Logisch gesehen wäre das auch richtig. Aber Sie würden meinem Rat nicht folgen. Deshalb wäre er vom Ergebnis her betrachtet völlig falsch. Natürlich brauchen Sie auch die nötigen Hintergrundinformationen zum Thema gesunde, ausgewogene Ernährung, um sich richtig verhalten zu können. Sie sollten in der Tat wissen, was der Energieunterschied zwischen einer Bratwurst und einer Forelle ist, was Brot und Gemüse voneinander unterscheidet und ob Limonade oder Mineralwasser besser zu Ihrem Ziel führt. Allerdings muss ich Ihnen an dieser Stelle klipp und klar sagen, dass noch so gute Informationen nichts nützen, weil sie damit Ihr Verhalten kaum ändern können. An diesem Sachverhalt scheitert heute fast die gesamte Gesundheitsprävention. Ärzte, Ernährungsspezialisten und Gesundheitspolitiker glauben immer noch, dass gut informiert schon halb gehandelt sei. Doch sie liegen falsch. Information allein bringt überhaupt nichts.

Informationen allein bringen nichts

Die Leute kennen genau die Vorteile von Obst und Gemüse, haben aber Lust auf Pizza und Schweinefleisch. Statt guten Gewissens Vollkornbrot mit Sojaaufstrich zu verzehren, greifen Sie lieber mit schlechtem Gewissen zu Fritten mit Currywurst. Sind die blöd oder ist die Gesundheitsprävention zu naiv?

Die Antwort ist eindeutig: Zu glauben, Information sei ausreichend, ist naiv. In Bezug auf Ernährung und Bewegung handelt kein Mensch vernünftig, sondern praktisch ausschließlich gemäß genetischen, kulturellen und physiologischen Erfahrungen. Nach diesen Kriterien hat es sich aber noch nie gelohnt, auf Essen zu verzichten und dafür auch noch zu schwitzen. Da können Ihnen Ihre Vernunft und Ihr Hausarzt noch so viele gute Ratschläge geben, wenn's darauf ankommt, greifen Sie zu Wurst und Käse und lassen das Quarkbrötchen liegen. Ihre Krankenkasse runzelt zwar die Stirn, aber Ihre Gene freut es. In der Konfrontation zwischen gutem Rat und sündigem Körper gewinnt immer die Sünde. Da machen Sie nur, was Ihre Gene Ihnen vorgeben. Ende der Fahnenstange?

Nein. Jetzt wird die Sache erst wirklich spannend. Die Frage ist: Erreichen Sie Ihr tägliches Energiegleichgewicht und die Zustimmung des Körpers dazu auch ohne frustrierende Befehle und ohne dauernde Aufforderung zum Verzicht? Kann Ihr Körper Ihnen selbst einen Weg weisen, bei dem er begehrt, was ihn gesundhält, und kann er Sie auch anhalten, danach zu handeln? Auf den Punkt gebracht: Können Sie Ihren Körper von einer Lebenspraxis überzeugen, bei der er auf längere Sicht fit und gesund bleibt – zum Preis, dass er auf kurze Sicht ein paar Dinge korrigieren muss? Ich behaupte: ja. Aber sehen Sie selbst.

Wirkt garantiert sofort!

Ihr Sofortprogramm und das tägliche Energiegleichgewicht passen sehr gut zusammen. Sie können ohne tiefe Einschnitte in Ihr Alltagsverhalten ab heute Ihr tägliches Energiegleichgewicht erreichen. Mit einer mäßigen Steigerung Ihrer täglichen Bewegung und mit einer positiven Umstellung bei der Ernährung erzielen Sie so viel neuen Energieumsatz, dass Sie ab sofort das Gleichgewicht herstellen oder ihm nahe kommen. Mit anderen Worten, Sie haben auf der Stelle den gewünschten Erfolg. Und mithilfe der neuronalen Programmierung können Sie den kurzfristigen Erfolg in langfristiges Verhalten umsetzen. Eine stetige Gewichtsabnahme ist dann die Folge. Damit befinden Sie sich vom ersten Tag an auf dem richtigen Weg.

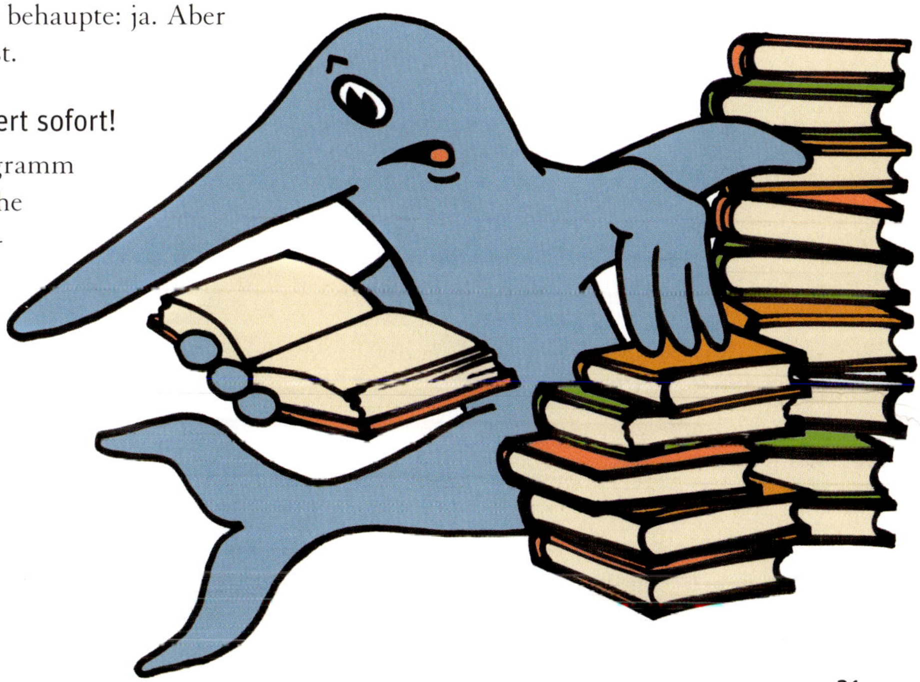

Das Energiegleichgewicht beginnt im Kopf

Jetzt im Sofortprogramm geht es nur um die Praxis. Die theoretischen Beweise kommen später. Folgende drei Schritte sollten Sie umgehend und möglichst täglich umsetzen:

- **Produzieren Sie positive Gefühle** – und zwar bezogen auf Essen, Trinken und Bewegen!
- **Bringen Sie Bewegung in Ihr Leben!**
- **Essen und trinken Sie gut** und werden Sie satt!

Um Ihnen zu erklären, wie das mit dem Schlankessen funktioniert, machen wir jetzt erst einmal einen kleinen Ausflug in die Welt Ihres Gehirns. Dort spielt sich täglich ein verrückter Wettkampf ab, bei dem praktisch immer der Falsche gewinnt, weil der Schiedsrichter auf seiner Seite steht. Der Wettkampf: Auf der einen Seite Ihr »alter« Körper mit seiner fundamentalen Erfahrung, dass man zum Überleben alles aufessen und keine unnötige Bewegung machen sollte, auf der anderen Seite die neue Erkenntnis, dass Sie sich zu wenig bewegen, zu viel essen und beides zusammen eine echte Bedrohung für Sie und Ihren Körper darstellt. Wie können Sie die Machtverhältnisse in diesem bisher ungleichen Kampf verändern?

Appellieren Sie an Ihre Emotionen

Sie machen es richtig, wenn es Ihnen gelingt, Ihre rationalen Argumente radikal zu emotionalisieren. Appellieren Sie nicht an die Vernunft, sondern wenden Sie sich an die Gefühle und Emotionen. Selbstverständlich will Ihr Körper leben, so lange wie möglich und so gut wie möglich. Aber auf die modernen Bedrohungen der Zivilisation wie Mangelbewegung und Überernährung ist er einfach noch nicht programmiert, sie sind für die Gene und die viele Jahre geübten Verhaltensweisen zu überraschend eingetreten. Sie müssen also in diese alten Verhaltensprogramme eingreifen. Da es sich aber um sinnlich-emotionale Programme handelt, müssen Sie sinnlich und emotional handeln.

Klasse statt Masse

Selbstverständlich will sich der Körper bewegen, dazu ist er ja da. In seiner langen Vergangenheit musste er sich aber zu oft schinden. Jetzt gilt es, ihm zu zeigen, dass die Schinderei vorbei ist, und dass heute – genau umgekehrt – der Bewegungsmangel zur Bedrohung wird. Selbstverständlich hat der Körper auch Lust, gut zu essen und zu trinken. In der Vergangenheit hat er unter gut viel verstanden, weil so wenig auf den Tisch kam. Jetzt können Sie ihm emotional mitteilen, dass gut nicht mehr Masse, sondern bessere Klasse heißt.

Konzentrieren Sie sich also in dieser wichtigen ersten Woche auf die Produktion positiver Gefühle in den beiden Bereichen Bewegung und Ernährung. Dann stellt sich das Energiegleichgewicht von selbst ein, weil Ihnen das Leben mit mehr Bewegung und weniger Kalorien gefällt.

Bringen Sie Bewegung in Ihr Leben

Eigentlich sind wir auf dieser Welt, um uns zu bewegen. Unser Körper besteht zu 30 bis 40 Prozent aus Muskeln, die regelmäßig bewegt sein wollen. Sie sind die großen Energieverbraucher in unserem Organismus. Ohne Muskeln keine Bewegung, ohne Bewegung kein schlankes Leben.

Auto, Fernsehsessel & Co.

Aber unsere Zeit mit ihren technischen Errungenschaften, die uns das Leben eigentlich erleichtern sollen, hat einen dramatischen Angriff auf die Bewegung, also auf den Körper und das Leben, gestartet. Das Auto, der Bürostuhl, der Fernsehsessel, der Computerhocker und die Spielekonsole haben uns derart gefangen genommen, dass wir innerhalb von drei Jahrzehnten den für die Gesundheit wichtigen Bewegungsumsatz völlig vernachlässigt haben. Das Problem? Unser tägliches Bewegungspensum ist viel zu gering, um uns gesund und fit halten zu können. Die Muskeln verfallen, die Puste geht uns aus, die Knochen tun weh, die Arterien verstopfen, im Blut sammelt sich Zucker und das Herz langweilt sich. Der weitaus größte Angriff auf Ihren Körper und dessen Schönheit und Gesundheit ist die fehlende Bewegung. Und das Beste, was Sie heute für sich und Ihren Körper tun können, ist mehr Bewegung in den Körper zu bringen. Jeden Tag. Aber wie?

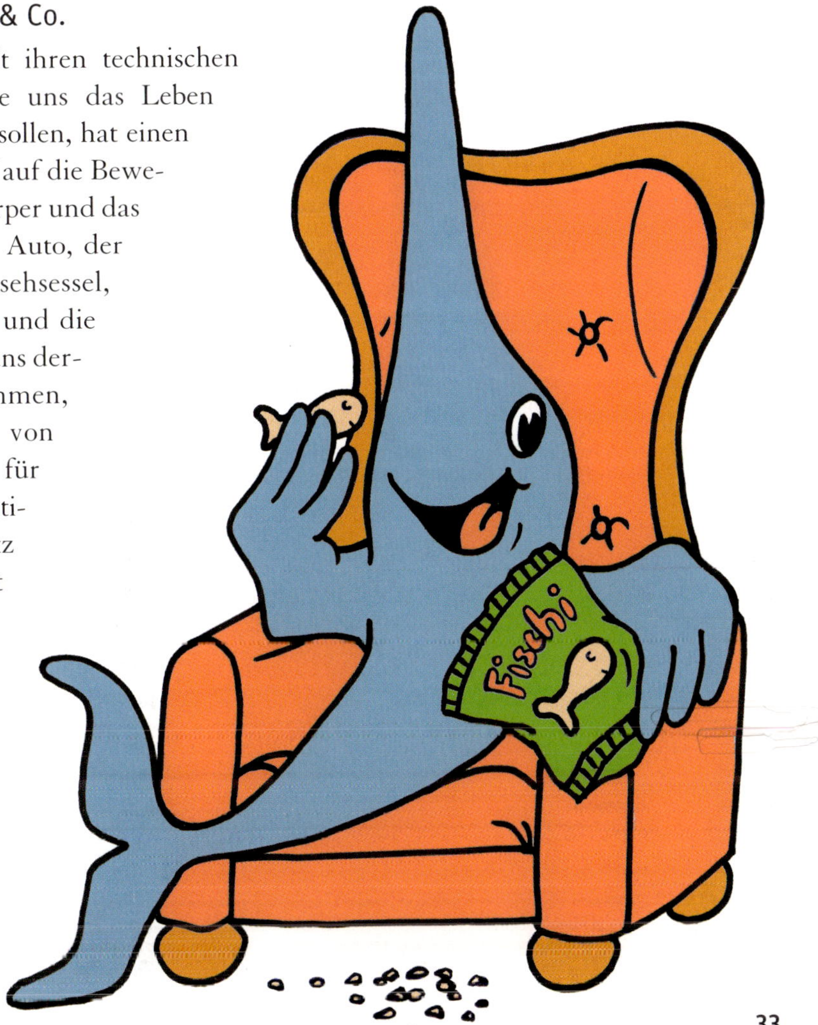

Wann haben Sie sich mit Freude bewegt?

Wenn Sie unter einem bewegten Leben den mühsamen Gang zur Krankengymnastik verstehen, haben Sie schon verloren. Wenn Sie »Bewegung« negativ besetzen, wird daraus nichts. Aber das haben Sie doch gar nicht nötig. Ihr Leben war und ist voll von schönen Bewegungen. Sie alle sind in Ihrem Gehirn als positive neuronale Erfahrungen gespeichert, d.h. als biochemisch vernetzte Erinnerung an bessere Tage.

Segeltörn oder Ski fahren?

Lassen Sie Ihren Gedanken doch einmal freien Lauf: Was haben Sie früher immer gern gemacht? Waren es Wanderungen durch die Berge? Eine Fahrradtour durch idyllische Landschaften? Oder ein Segeltörn auf der Ostsee? Denken Sie zurück an die Aktivitäten, die Ihnen einmal Spaß brachten: an Badminton oder Tennis, an Joggen oder Skifahren, an Tanzen oder Gymnastik, an Umarmungen mit viel Energie, an Körperkampf und Körperverständnis.

Wenn ich Sie auffordere, täglich 20 Minuten Sport zu treiben, werden Sie diese Aufforderung schnell wieder vergessen haben. Aber wenn Sie sich an Ihre bewegte Vergangenheit erinnern und daraus neue Lust entstehen lassen, dann wächst die Motivation.

Alterserscheinung Bewegungsmangel

Schon gewusst? Ab einem Alter von 30, 35 Jahren nimmt die Bewegung der Menschen immer mehr ab; irgendwann hat sich die Bewegung sogar halbiert. Dabei wird die Bewegung mit zunehmendem Alter immer wichtiger: Wenn man ihn nicht trainiert, bildet sich der Muskelapparat zurück. Jeden Tag ein bisschen üben reicht, um die wichtigen Muskeln zu erhalten.

Lust auf Sport

Erinnern Sie sich daran, was Ihnen früher einmal Spaß gemacht hat, worauf Sie Lust haben. Es muss nicht unbedingt Sport sein, sondern angenehme, nur leicht belastende Bewegungen, die Ihr heutiger Körperzustand verträgt. Sie wollten doch schon lange wieder mal …

Beginnen Sie damit sofort. Gehen Sie in das nächste Sportgeschäft und kaufen Sie sich gute Schuhe (je nachdem, für welche Bewegungsart Sie sich entschieden haben, z.B. stabile Wanderschuhe oder leichte Lauf- oder Walkingschuhe). Rufen Sie einen Freund oder eine Freundin an und los geht's. Wichtig ist nur, dass Sie sich drei- bis fünfmal die Woche körperlich betätigen. Und keine Überforderung! Bewegung ist dann am gesündesten, wenn sie Sie nur mittelmäßig belastet, der Puls nicht zu hoch ist, Sie nicht außer Atem geraten, und die Risiken, die Gelenke zu sehr zu belasten, gering sind. (Sollten Sie unsicher sein, fragen Sie Ihren Hausarzt vorher um

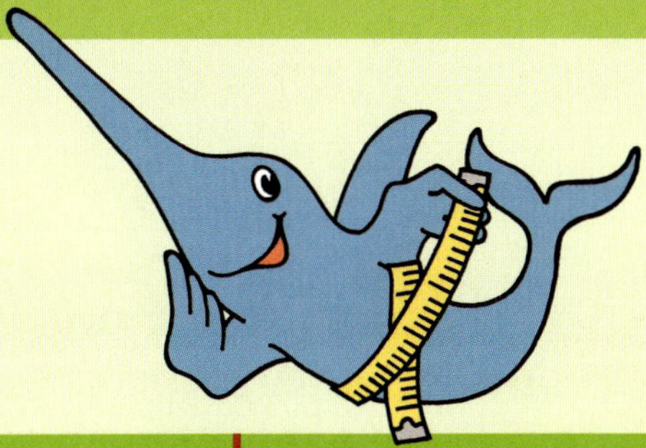

Was sind etwa 250 Kilokalorien in der Bewegung?

Aktivitäten	Bewegungszeit in Minuten (Mann, 83–85 kg)	Bewegungszeit in Minuten (Frau, 68–70 kg)
Squash	15	18
Schwimmen, Brust, allgemein	18	22
Fahrradfahren 20–22,5 km/h	22	27
Mittelschwere Lasten treppauf tragen (Kisten, 7–18 kg)	22	27
Laufen, Joggen, allgemein	26	31
Ski fahren, allgemein	26	31
Aerobic, allgemein	28	33
Querfeldein Wandern	30	36
Badminton, Gesellschaftssport, Einzel und Doppel, allgemein	40	48
Anstrengende Haushaltsarbeiten	45	54
Gartenarbeit, allgemein	45	54
Gehen, Spazierengehen in Arbeitspausen, Hund spazieren führen	51	62
Gymnastik, leicht anstrengend, z.B. Rückengymnastik, Auf- und Abgehen	51	62
Stehende leichte Arbeit (Barkeeper, Verkäufer)	71	87
Saubermachen, wenig anstrengend (Staubwischen, Wäsche aufhängen, Müll wegbringen)	71	87
leichte sitzende Arbeit (Chemielaborant, Uhrmacher)	119	145
Inaktivität, leicht (Zurücklehnen, Schreiben, Telefonieren, Lesen)	179	217

Weitere Beispiele finden Sie im Anhang ab Seite 124.

Rat.) Anfangs also ganz langsam, z. B. intensiv, forciert spazieren gehen.

Sportarten für den Einstieg

Sehr günstig sind Walking, Nordic Walking, leichtes Joggen, Fahrradfahren, das Training auf dem Fahrradergometer zu Hause, Schwimmen, im Winter Skilanglauf. Beginnen Sie sehr langsam und steigern Sie sich dann allmählich.
Schauen Sie sich die Liste auf der vorigen Seite an. Darin ist aufgeführt, wie viele Minuten Training Sie jeweils brauchen, um 250 Kilokalorien zu verbrennen, weitere Sportarten finden Sie in den Tabellen im Anhang ab Seite 124. Suchen Sie sich Ihre Lieblingsbewegungsart aus, und legen Sie los. Viel Spaß dabei!

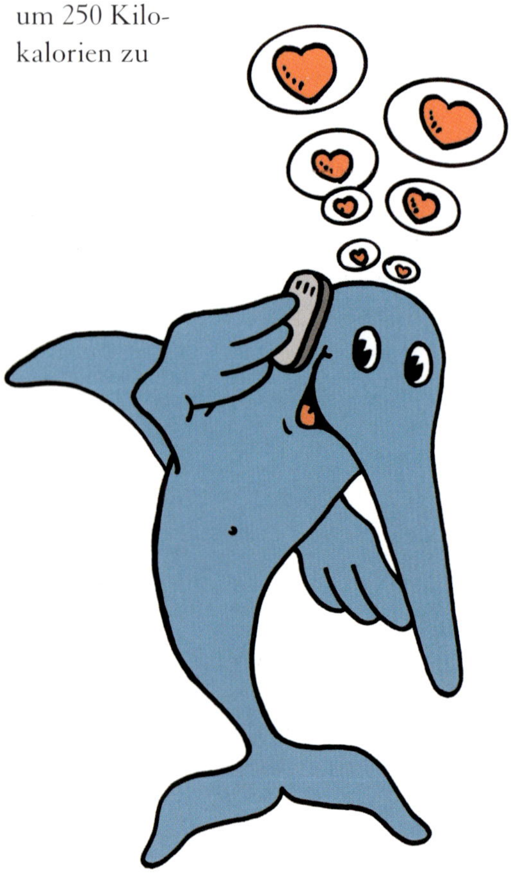

Den toten Punkt überwinden

Der tote Punkt ist die blödeste Form der Bewegung. Man müsste, will oder kann aber nicht. Erinnern Sie sich noch an die alte Dampflokomotive? Die hatte zwei tote Punkte. Sie benötigte ein Hilfsgestänge an den Rädern, um im toten Punkt aus Kraft auch Bewegung zu machen. Ein solches Hilfsgestänge benötigen wir auch, nicht aus Stahlstangen, sondern aus Psychomotoren. Greifen Sie zu kleinen Hilfen, wenn Sie den toten Punkt überwinden wollen:
Natürlich können Sie sich zur täglichen Bewegung motivieren. Sie haben es noch nie bereut, losgelaufen zu sein. Es ist nur diese eine Sekunde, in der Sie sich aufraffen müssen. Wenn es Ihnen allein zu schwerfällt, verbünden Sie sich mit Freunden. Oder planen Sie feste Zeiten ein. Oder legen Sie vorsorglich das Sportzeug raus. Oder wählen Sie schon mal eine Musik aus und legen Sie die Kopfhörer an, da juckt es in den Beinen.

Essen und trinken Sie gut, und werden Sie satt

Wenn Fett zu dick macht, dann lassen Sie die Sahnetorte doch einfach auf dem Teller liegen. Wenn Bier einen Bauch produziert, dann trinken Sie einfach Tee. Warum geht das nicht? Warum ist es so schwierig, das Ess- und Trinkverhalten zu verändern? Es liegt an der genetischen Programmierung und an den langfristigen Erfahrungen des menschlichen Körpers. Ernährungsgewohnheiten des Menschen sind komplex als neuronale Strukturen festgelegt. Wenn also jemand mit fettreicher Kost immer gut gefahren ist, kann er mit einem plumpen Fettverbot nicht zurechtkommen. Wenn man hier etwas Neues erlernen will, darf man die alten Erfahrungen nicht einfach leugnen. Man muss behutsam mit ihnen umgehen. Was heißt das konkret?

Ihr Gehirn vergisst nichts

All Ihre langjährigen Nahrungsgewohnheiten sind in Ihrem autobiografischen Gedächtnis als neuronale Netze gespeichert. Wenn Sie heute auf das gewohnte Stück Fleisch mit Pommes verzichten, dann legen Sie sich gleichzeitig mit Ihrer eigenen Vergangenheit an. Ihr »Ernährungshirn« ist mit diesem Verzicht nicht einverstanden und rebelliert. Und es setzt sich allemal durch.

Es ist also völlig unsinnig, Vorsätze gegen das Gehirn und seine alte Erfahrung zu richten. Dann ist das Scheitern sicher. Erfolg versprechend dagegen ist es, Veränderungen im Ess- und Trinkverhalten mit den alten neuronalen Erfahrungen zu verbinden. Wenn Sie also die Absicht haben, 200 oder 300 Kilokalorien pro Tag einzusparen und dadurch Ihre Energiebilanz auszugleichen, dann dürfen Sie Ihrem Gehirn keineswegs Hunger und Verzicht signalisieren. Dann nämlich würden alle Kräfte mobilisiert, diesen Vorsatz zu Fall zu bringen. Signalisieren Sie daher unbedingt Zufriedenheit und Sattheit. Aber ist es nicht ein Widerspruch, weniger Kalorien zu verspeisen und dennoch satt zu werden und zufrieden zu sein? Nein.

Gut essen, aber mit weniger Kalorien

Gut essen bedeutet nicht zwingend, viele Kalorien aufzunehmen. An diesem Punkt können Sie ansetzen, wenn Sie Kalorien einsparen wollen. Was sind Ihre Lieblingsspeisen? Suchen Sie aus Ihren persönlichen Favoriten jene aus, die relativ wenige Kalorien haben. Fett etwa hat eine sehr hohe Dichte an Kalorien, nämlich neun Kilokalorien pro Gramm. 100 Gramm reines Fett sind also sage und schreibe 900 Kilokalorien. Obst, Gemüse, Fisch oder mageres Fleisch hat viel weniger. Nehmen Sie also allgemein weniger Fett und wenn Fett, dann gesundes ungehärtetes pflanzliches Fett, z. B. Olivenöl. Meiden Sie außerdem Lebensmittel mit viel Zucker.

Verwöhnen Sie sich in dieser ersten Woche mit Ihren Lieblingsspeisen, aber picken Sie sich die heraus, die nicht so viele Kalorien in sich haben.

Schauen Sie sich die zwei Tabellen auf den folgenden Seiten an. Die erste zeigt Ihnen, welche Menge an Nahrungsmitteln 250 Kilokalorien entspricht. Die zweite macht Ihnen Vorschläge, wie Sie durch bloße Umstellung Ihrer Essgewohnheiten täglich 250 Kilokalorien einsparen können, ohne besonders verzichten zu müssen.

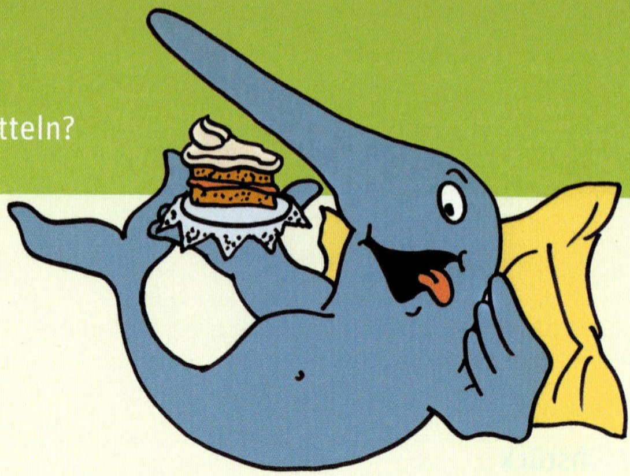

Was sind 250 Kilokalorien in Lebensmitteln?

Frühstück

- 1 Croissant
- 2 Weißbrotscheiben mit Nougatcreme
- 2 Scheiben Butterkäse (60 %)
- 3 Scheiben Salami
- 3 Scheiben Pumpernickel
- 2 Brötchen
- 3 Eier
- 1 großes Glas Joghurt
- 6 EL Zucker
- 3 EL Butter oder Margarine

Mittagessen

- 1 Teller Gulaschsuppe
- 2 Teller Möhrencremesuppe
- 1 Schnitzel
- 1 Scheibe Kasseler
- 1/3 Teller Spaghetti Bolognese
- 1/3 Teller Spaghetti mit Gemüse
- 1/2 Portion Pommes Frites
- 5 mittelgroße Pellkartoffeln
- 1 Kugel Eis (Sahne und Waffel)
- 1 Schüssel Obstsalat

Abendessen

- 1 Fischbrötchen
- 3 Scheiben Räucherlachs
- 2 Teller Griechischer Krautsalat
- 5 Scheiben Bierschinken
- 1 Wiener Würstchen
- 3 Scheiben Pumpernickel
- 4 Scheiben Knäckebrot mit Frischkäse und Radieschen

Getränke

- 1 Flasche Bier (0,5 l)
- 3 Gläser Wein (125 ml)
- 6 Gläschen Schnaps (20 ml)
- 1 großer Becher Fruchtbuttermilch
- 6 Tassen Kaffee mit Zucker (2 TL)
- 2 Gläser Cola-Getränk (0,2 l)
- 2 Gläser Limonade (0,25 l)
- 2 Gläser Obstsaft (0,25 l)
- 3 Gläser Grapefruitsaft (0,2 l)

Snacks

- 1/2 Packung Salzstangen
- 1/2 kleiner Nusskuchen
- 1 Hörnchen mit Nougatfüllung
- 1/2 Tafel Schokolade
- 3 Schaumküsse
- 5 Müslikekse

Weitere Beispiele finden Sie im Anhang ab Seite 132.

So sparen Sie 250 Kilokalorien

Frühstück statt …	… lieber
1 Croissant, 2 Scheiben Butterkäse, 2 Brötchen	1 Mango, Kräuterfrischkäse, 2 Scheiben Vollkornbrot
1 Rührei mit Schinken, 2 Scheiben Toastbrot, 1 großes Glas Joghurt mit Konfitüre	1 Ei im Glas, 1 Scheibe Truthahnmortadella, 3 Scheiben Knäckebrot, 1 Apfel
1 Schüssel Schokomüsli/Cornflakes Kaffee mit Kaffeesahne und Zucker	1 Schüssel Porridge mit Pflaumen Kräutertee mit Honig
Mittagessen **statt …**	**… lieber**
1 Teller Gulaschsuppe 1 Schnitzel mit Pommes	1 Teller Tomatensuppe, 1 gegrilltes Fischsteak mit Salzkartoffeln und grünen Bohnen
1 Teller Spargelcremesuppe mit Croûtons, 1 Kasseler mit Kartoffelbrei	1 Salatteller, 1 Putenschnitzel natur mit Kartoffelsalat
1 Teller Spaghetti Bolognese 3 Kugeln Eis	1 Teller Spaghetti mit Gemüse 1 Obstsalat mit Sahne
1 kleiner Salatteller 1 mittelgroße Pizza Salami	1 Teller Gemüsesuppe 1 Portion Ratatouille mit Camarguereis
1 Portion Moussaka mit Hackfleisch-Kartoffel-Auberginenfüllung	2 gegrillte Champignonspieße mit Tzaziki und grünem Salat
1 Teller Schweinebraten mit Semmelknödel und Rotkraut	1 Teller Tafelspitz mit Salzkartoffeln und buntem Gemüse
1 Portion Leberkäse mit Bratkartoffeln und Spiegelei	1 Teller Hähnchenbrustfilet mit Gemüsereis in Weißweinsoße
Abendessen **statt …**	**… lieber**
1 Portion Pommes (mittel) mit Mayo 1 Limonade	1 Gemüseburger 1 Orangensaft
1 Currywurst mit Brötchen	1 Ofenkartoffel mit Tzaziki und Salat
2 Scheiben Brot mit Fleischsalat 1 Tomate, 1 Milchschnitte	1 Kornbrötchen mit Salatblatt, Kresse, Paprika, Gurke und Hüttenkäse, 2 frische Feigen
2 Scheiben Brot mit Butter und Salami 3 Essiggurken, 1 kleiner Fruchtjoghurt	2 Scheiben Vollkornbrot, 1 Portion Handkäse mit Musik, 1 Apfel/Orange
1 Portion Kartoffelsalat mit Würstchen, Mayonnaise und Ei, 1 Glas Erdbeershake	1 Portion Blechkartoffeln mit Kräutern, 1 Spiegelei, 2 große Scheiben Wassermelone

Kalorienzählen kann zur Gratwanderung werden

Zugegeben, das Ganze klingt auf den ersten Blick paradox: essen nach Lust und Laune, aber trotzdem 250 Kilokalorien einsparen. Aber genau darum geht es: Die Lust am Essen muss im Vordergrund stehen und darf nicht durch Kalorienzählen zunichte gemacht werden. Und bei dieser Gratwanderung hilft Ihnen auch die Schwertfisch-Tabelle, deren Funktion ich im folgenden Kapitel erläutern werde.

Tatsächlich empfehle ich Ihnen, den Tag nicht mit Kalorienzählen zu verbringen. Das ist riskant, weil Sie von morgens bis abends Kalorien im Kopf haben, wenn Sie Aufnahme und Verbrauch wirklich kontrollieren wollen. Das ist ein extrem strenges System, das im Schwertfisch-Konzept nicht angewendet wird.

Üben mit der Schwertfisch-Tabelle

Unsere Lösung heißt: Ein Gefühl für Kalorien und ihre Mengen entwickeln. Mithilfe der Schwertfisch-Tabelle lernen Sie ganz genau, wann Sie TÜ < 0 erreichen und wann TÜ > 0 weiterbesteht. Es ist viel besser, dass Sie das fühlen und nicht mittels Kalorientabellen errechnen.

Ob Sie das richtige Gefühl haben, merken Sie durch den wöchentlichen Eintrag in die Schwertfisch-Tabelle. Hier passt sich schnell Ihr Kaloriengefühl an die Kalorienrealität an. Anfangs müssen Sie notfalls korrigieren. Aber schon bald ist Ihr Gefühl sicherer als alle Informationen.

So verändern Sie Ihren Energieumsatz täglich um 500 kcal

Ich habe Ihnen nun gezeigt, was 250 Kilokalorien in der Bewegung und was 250 Kilokalorien in der Ernährung entspricht. Das ist objektiv gesehen nicht besonders viel, und beides – mehr Bewegung und weniger Kalorienaufnahme – ist sicher ohne Frust machbar. Das Beste aber ist: Wenn Sie beide Komponenten zusammenzählen, ergeben sich sage und schreibe 500 Kilokalorien, die sich relativ einfach jeden Tag einsparen lassen.

Betrachten Sie diesen Wert jetzt einmal im Verhältnis zu Ihrem TÜ. Sie sehen, dass die 500 Kilokalorien Umsatzänderung etwa in der Größenordnung liegen, die Sie täglich zu viel aufnehmen. Wenn Ihr TÜ bei 200 bis 300 Kilokalorien liegt, und Sie Ihren Umsatz um 500 Kilokalorien verändern, nehmen Sie noch schneller ab, als würde Ihr TÜ bei 500 liegen. Wenn Ihr TÜ sich im Bereich von 400 bis 600 Kilokalorien befindet, passt eine Korrektur von 500 Kilokalorien ganz genau.

Aber auch wenn Ihr TÜ über 600 liegt, sollten Sie sich auf 500 Kilokalorien an täglicher Umsatzkorrektur beschränken, weil der Eingriff in Ihre Lebensweise sonst zu groß wäre.

Ich empfehle Ihnen also, in dieser ersten Woche unter Ausnutzung Ihrer positiven Gefühle zu versuchen, täglich diese 500 Kilokalorien des Energieumsatzes zu korrigieren: indem Sie 250 Kilokalorien zusätzlich verbrennen (durch Bewegung

Ihrer Wahl) und 250 Kilokalorien weniger zu sich nehmen durch Umstellung auf eine gute, aber kalorienärmere Ernährung. Wenn Sie sich die Tabellen auf den Seiten 124 ff. und 132 ff. anschauen, sehen Sie ja selbst, dass jeweils 250 Kilokalorien keine riesigen Mengen sind.

Mit weniger Kalorien zum Ziel

Wenn es Ihnen dennoch zu viel erscheint, je 250 Kilokalorien in der Ernährung einzusparen und durch Bewegung wegzubrennen, dann gehen Sie das Ganze langsamer an: Beginnen Sie vielleicht mit insgesamt 300 Kilokalorien und gewöhnen Sie sich peu à peu an höhere Werte. Mit einer Korrektur von 300 Kilokalorien jeden Tag erreichen Sie auch schon eine ganze Menge. Nicht vergessen: Sich selbst zu etwas zwingen ist verboten!

Ihr persönliches Wohlfühlprogramm

Das Wichtigste ist, dass Sie Ihr eigenes und zu Ihnen passendes Programm zusammenstellen, sowohl in puncto Bewegungsarten als auch in puncto Speisen und Getränke. Folgen Sie Ihrer Überzeugung. Ich werde später noch sehr ausführlich auf einzelne Bewegungsformen und einzelne Lebensmittel eingehen (vgl. Kapitel 5 und 6). Für die erste Woche gilt: Essen Sie, was Ihnen schmeckt, und bewegen Sie sich, ganz gleich wie und wozu Sie Lust haben. Achten Sie bei der Ernährung lediglich auf eine geringere Kaloriendichte und auf gute Qualität. Das allein führt dazu, dass das Quantum der aufgenommenen Kalorien sinkt. Und die tägliche begrenzte Steigerung des Bewegungsumsatzes baut weitere Kalorien ab und regt den Stoffwechsel an. Es sind zwei kleine, zumutbare und sogar angenehme Korrekturen in Ihrem praktischen Leben, die aber auf Dauer zu einer ganz neuen und guten Lebenshaltung führen. Es lohnt sich, weil Sie Ihre Körperbalance erreichen.

Der erste Schritt ist getan!

Und was kommt dabei heraus? Wenn Sie die Empfehlungen dieses Kapitels einigermaßen umsetzen, erreichen Sie in dieser Woche mit großer Wahrscheinlichkeit Ihr Energiegleichgewicht. Wenn Sie sich nach einer Woche auf die Waage stellen, werden Sie etwas abgenommen, zumindest nicht zugenommen haben. Damit sind Sie genau auf dem Weg, der dahin führt, wohin Sie wollen.

Allerdings brauchen Sie jetzt noch eine Landkarte, die Ihnen sagt, wo Sie sich befinden und welche Route Sie an Ihr Ziel führt. Im nächsten Kapitel liefere ich Ihnen ein ganz praktisches Instrument, das verhindert, dass Sie vom Weg abkommen. Sie bekommen langsam, aber sicher ein Gefühl für Ihren Körper und sein Energiegleichgewicht mithilfe der Schwertfisch-Tabelle.

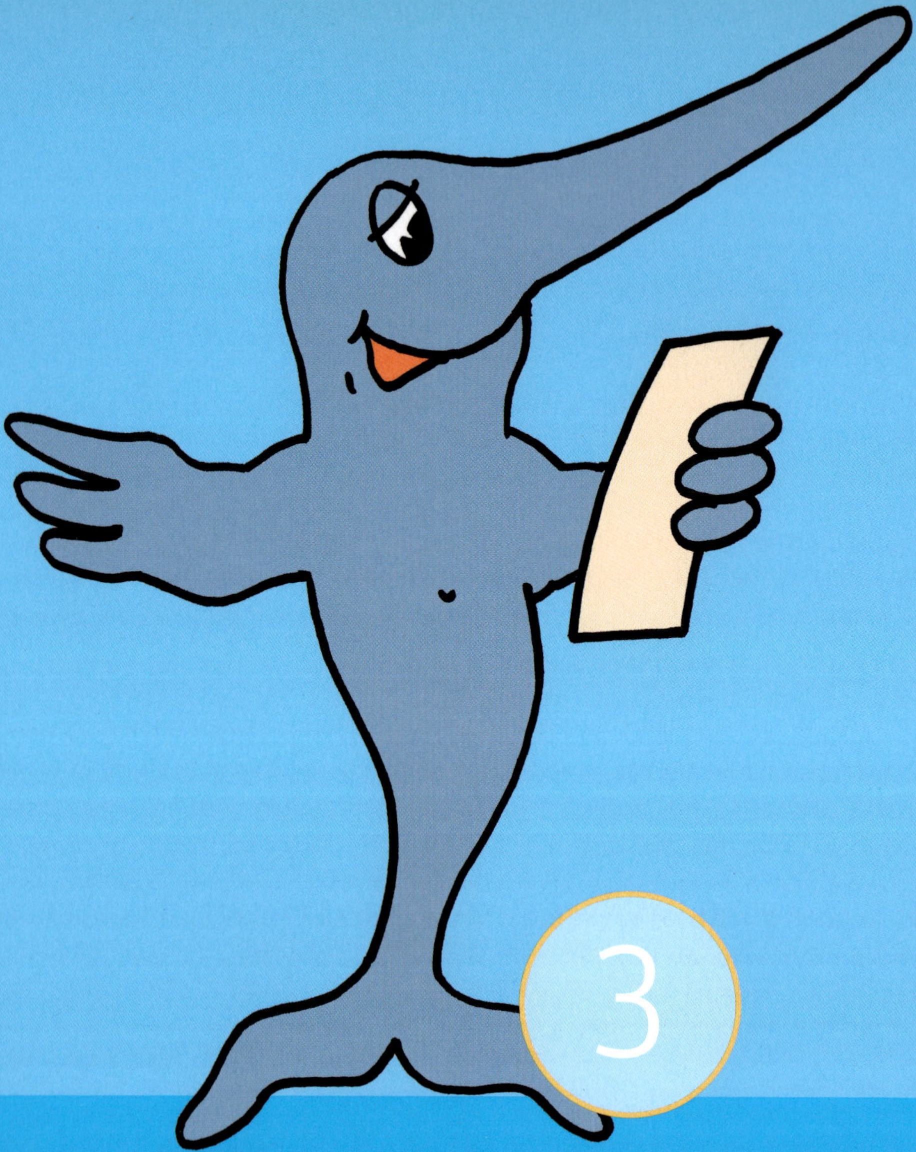

Ihr wichtigstes Instrument:
die Schwertfisch-Tabelle

Nachhaltig abnehmen mit der Schwertfisch-Tabelle

Sie kennen jetzt Ihren »Täglichen Energieüberschuss« (TÜ) und die Komponenten, mit denen Sie diese **überflüssige Energie** abbauen können. In diesem Kapitel zeige ich Ihnen nun, wie Sie das Wissen und die Bereitschaft zur **Veränderung** in gezielte und nachhaltige **Handlung** umsetzen.

Ihre Bilanz nach der ersten Woche

Wenn es einigermaßen gut gegangen ist, haben Sie in der ersten Woche zumindest an einigen Tagen einen TÜ = 0 bzw. einen TÜ < 0 erreicht, d. h. das Energiegleichgewicht erreicht bzw. leicht unterschritten. Dazu war das Zusammenwirken der beiden Operatoren »Bewegung« und »Ernährung« erforderlich. Sie werden gemerkt haben, dass es nicht besonders schwierig ist, Ihr Energiegleichgewicht einige Tage lang zu schaffen. Aber funktioniert das auch auf Dauer?

Der Tank läuft über, der Motor säuft ab

Zur Bilanz dieser Woche gehört für Sie wahrscheinlich auch die Erkenntnis, dass die moderne Lebensweise fast automatisch in einen Energieüberhang führt. Man muss kein Lotterleben praktizieren, um sehr schnell sehr beträchtliche Energieüberhänge zu produzieren. Ohne viel Dazutun kommen die wie von alleine. Jeden Tag. Um es in einem Bild zu sagen: Wir fahren täglich ganz selbstverständlich zur Tankstelle und nehmen Kraftstoff auf, ohne zu überprüfen, ob der Tank überhaupt leer ist. Ja, wir schütten sogar auf den prall gefüllten Behälter jede Menge und unaufhörlich Energiemassen, die eingelagert werden müssen und vom Zeh bis zur Kopfhaut nach einem Plätzchen suchen.

Während wir die »Motorleistung« ständig herunterfahren, werden die Lagerplätze massiv ausgebaut, obwohl doch gar keine Gefahr besteht, dass die Energiezufuhr von außen versiegen könnte. Unser Energiehaushalt ist aus den Fugen geraten. Unser Motor droht abzusaufen, weil er sich vor den einströmenden Massen gar nicht retten kann. Zu viel Energie stößt auf schwache Kraftwerke. Wir müssen die Motoren hochfahren – koste es, was es wolle.

Auf der Suche nach der Energiebalance

Eigenartig. Was uns bei unserem Auto in Rage bringen würde, stört uns bei unserem eigenen Organismus kaum, obwohl wir einen geschädigten Automotor relativ leicht, unseren ruinierten Körpermotor dagegen nur sehr schwer reparieren können. Und anstatt diese höchst bedrohliche Tatsache zu erkennen, ignorieren wir sie geflissentlich – und wundern uns über die zu vielen Pfunde.

Die Evolution hat uns auf diese Situation nicht vorbereitet. Trotz größter Risiken und Gefahren erfolgt kaum eine Warnung vonseiten unseres Körpers. Bei starkem Hunger schreit der Körper mit Schwächeanfällen auf: Gib mir etwas zu essen! Bei zu hohem Alkoholgenuss zwingt der Magen zur ungewöhnlichen Flüssigkeitsabgabe – Sie müssen sich übergeben. Aber bei permanentem Energieüberschuss mit erheblichen Stoffwechselrisiken reagiert unser Körper absurd gelassen.

Gesund vom ersten Tag an

Im Schwertfisch-Konzept erreichen Sie schon am ersten Tag Ihr Energiegleichgewicht. Alle Energie, die Sie aufnehmen, wird wieder verbraucht. Ihr Stoffwechsel schaltet sofort auf Gesundheit. Schneller und besser kann es nicht gehen.

Das einzig Richtige: das Energiegleichgewicht des Körpers

Ich schildere Ihnen die Energieverhältnisse Ihres Körper so drastisch, weil ich Sie zu einer weit reichenden Entscheidung drängen möchte. Denken Sie einmal darüber nach, wie der Idealzustand Ihres Körpers aussehen sollte. Von welcher Seite aus Sie es auch betrachten: Es existiert ein einziger richtiger körperlicher Energiezustand. Nach physiologischen, medizinischen, ökologischen, ästhetischen und lebensorientierten Kriterien ist dieser Zustand der des Energiegleichgewichts. Die Energie, die täglich mit der Nahrung aufgenommen wird, sollte durch den Energieumsatz auch wieder verbraucht werden. Diese Balance ist der einzig richtige Energiezustand des menschlichen Körpers. Dauerhafte Energieüberhänge sind dagegen genauso schädlich wie eine dauerhafte Mangelversorgung.

Der Weg zu Ihrem persönlichen Energiegleichgewicht

Wie Sie bemerkt haben werden, spreche ich gerade gar nicht vom Übergewicht oder vom Abnehmen. Indirekt aber doch. Denn das Abnehmen ohne Energiegleichgewicht führt ja geradewegs in dieses energetische Auf und Ab, in die Zick-Zack-Kurve der abwechselnden Unter- und Überversorgung mit der Folge des garantierten Jo-Jo-Effekts und finaler Gewichtszunahme.

Wenn Sie also ernsthaft und nachhaltig Ihr Gewicht reduzieren wollen, dann gehören zwingend Energiegleichgewicht und langsame Gewichtsreduktion zusammen. Für Sie geht es daher zuerst darum, zu lernen, sich so zu verhalten, dass in Ihrem Körper ein Energiegleichgewicht herrscht. Haben Sie dies verinnerlicht, dann können Sie langsam und stetig auch Ihr Wunschgewicht erreichen. Ohne Energiebalance kein nachhaltiges Abnehmen.

Entscheiden Sie sich jetzt

Treffen Sie jetzt eine Entscheidung. Es geht darum, den kleinen Anfangserfolg, nämlich dass Sie einige Male den Zustand von TÜ = 0 oder TÜ < 0 erreicht haben, als stabile Lebensweise einzurichten. Eine solche Entscheidung kann natürlich nur ein erster Schritt sein, ist aber noch nicht das Resultat. Aber ohne innere Überzeugung, dass dies der richtige Weg ist, werden Sie Ihr Ziel nur schwer erreichen. Also: Ab heute tägliches Energiegleichgewicht!

Einerseits bedeutet das Ziel des täglichen Energiegleichgewichts in keiner Weise einen brutalen Eingriff in Ihre gewohnte Lebensweise – und schon gar nicht permanenten Verzicht auf die Dinge, die Ihnen Spaß machen. Sie sollen sich gerade nicht krank fühlen, sollen nicht auf alles Schöne und Gute verzichten und sollen nicht mit mieser Laune durchs Leben gehen. Auch beim Essen und Trinken müssen Sie sich nicht auf Haferschleim umstellen, sondern Sie sollen – bis auf wenige Ausnahmen (z.B. weniger Fett) – im Prinzip das verzehren, was Ihnen schmeckt. Die Einzelheiten dazu erfahren Sie im Ernährungs- und Bewegungskapitel.

Veränderung Ihrer Lebensweise muss sein

Andererseits erreichen Sie Ihr tägliches Energiegleichgewicht natürlich nicht, wenn Sie gar nichts verändern. Verdeutlichen Sie sich noch einmal die Ausgangslage. Die Mehrheit der Deutschen erreicht dieses Energiegleichgewicht nicht an einem einzigen Tag im Jahr. Vermutlich gehören Sie ebenfalls dazu. Falls das zutrifft, muss Ihr Organismus in Ihrem Leib täglich einen Energieüberschuss unterbringen, der da gar nicht hingehört und dort Schaden anrichtet. Von selbst stellt sich die wichtige Körperbalance nicht ein. Sie müssen dafür etwas tun. Eine Korrektur Ihrer bisherigen Lebensweise ist schon erforderlich, um täglich Ihr Energiegleichgewicht zu erreichen. Das wird an manchen Tagen und vor allem am Anfang etwas mühsam sein. Unterm Strich werden Sie sich aber nicht nur daran gewöhnen, sondern Sie werden sich auch eindeutig besser fühlen und leichter leben.

Was Ihnen also beim Auto selbstverständlich ist, sollte Ihnen für Ihren Körper recht sein. Es gilt, mit allen Mitteln das Energiegleichgewicht wiederherzustellen. Von zwei Seiten: einerseits durch das Anwerfen der Motoren, andererseits durch weniger fetten Kraftstoff.

Die Schwertfisch-Tabelle

Werfen Sie jetzt einen Blick auf die Schwertfisch-Tabelle in der hinteren Umschlagklappe. Diese Tabelle wird Sie die nächsten sechs, zwölf oder 24 Wochen begleiten. Oder auch länger – je nachdem, wie lange Sie brauchen, um Ihr Leben auf das Schwertfisch-Konzept umzustellen. Anhand der Tabelle können Sie ablesen, wie das Programm läuft und ob Sie auf dem richtigen Weg sind. Auch Rückschläge werden erkennbar. Und überwindbar.

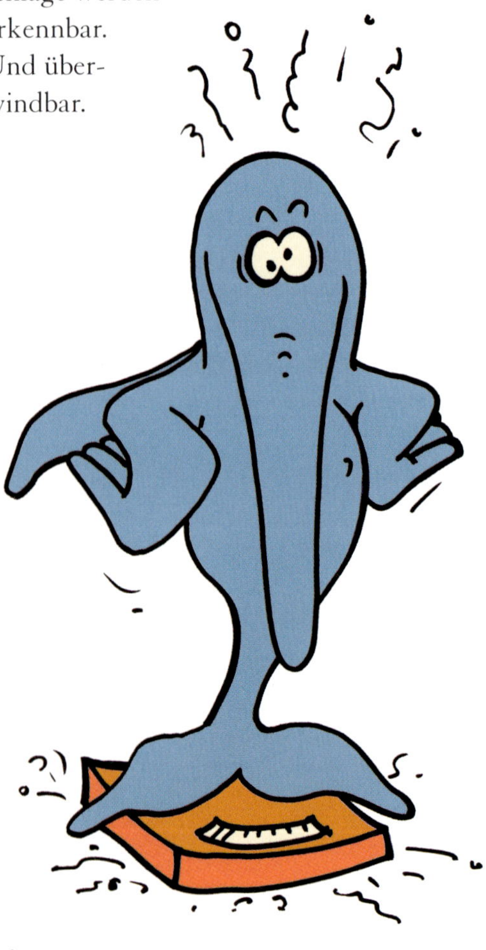

Tragen Sie sorgfältig die Werte in die Tabelle ein und setzen Sie selbst Ihr Ziel fest.

Und so funktioniert die Tabelle

Als Erstes formulieren Sie Ihr Ziel: Wie viele Kilos möchten Sie in welcher Zeit abnehmen? Die Werte für die erste Zeile in der Tabelle kennen Sie schon: Ihr Gewicht und Ihr TÜ, außerdem das Gewicht, das Sie zusätzlich mit sich herumtragen, sprich die Differenz zwischen Ihrem Wunschgewicht und Ihrem tatsächlichen Gewicht. Wiegen Sie sich einmal pro Woche und tragen Sie Ihr Gewicht in die Tabelle ein. Das Ziel ist, jede Woche TÜ < 0, zumindest TÜ = 0 zu erreichen.

Wenn Sie in dieser Woche nicht zugenommen bzw. etwas abgenommen haben, fällt Ihr TÜ sofort auf null oder unter null, weil Sie in diesem Zeitraum ja alle Energie verbraucht haben oder sogar mehr Energie als Sie aufgenommen haben. Wenn Sie also ein wenig abgenommen haben, tragen Sie in der TÜ-Spalte ein Minus ein. Wenn Sie nicht zugenommen haben, tragen Sie eine Null ein.

Erst wenn Sie einmal zugenommen haben, müssen Sie Ihren TÜ mithilfe der Tabelle auf Seite 28 f. neu ausrechnen und eintragen. Das ist dann ein kleiner Rückschlag. Wenn das nur selten passiert, ist es kein Problem. Ihr Ziel muss sein, dass in der TÜ-Spalte möglichst viele Minuszeichen und Nullen stehen. Das entscheidet letztlich über Ihren Erfolg – nicht, ob Sie rasch abnehmen. Wenn Sie zu Beginn nur Nullen eintragen, haben Sie zwar (noch) nicht abgenommen, aber Sie gewöhnen sich an die neue Lebensweise, die Sie langfristig auch zu Ihrem Wunschgewicht führt.

Schneller Abnehmerfolg

Wenn es Ihnen mit dem Abnehmen zu langsam geht, können Sie die Geschwindigkeit durch mehr Bewegung und Nahrungsumstellung erhöhen. Aber bitte nicht mit Hungern oder Überanstrengung!
Der »Rucksack« ist das verbleibende Übergewicht, von ihm ziehen Sie jeweils das Gewicht, das Sie verloren haben, ab. Weil Sie durch TÜ = 0 und TÜ < 0 schon alles richtig machen, müssen Sie nicht schnell abnehmen. Lassen Sie sich Zeit damit. Viel wichtiger ist, dass es langsam vorwärtsgeht. Ob der Rucksack in sechs, neun oder zwölf Monaten verschwunden ist, ist Ihre eigene Entscheidung. Entscheidend ist, dass er überhaupt leichter wird. Geben Sie sich genügend Zeit zur langsamen, aber nachhaltigen Umstellung.
Ihr Ziel ist dann erreicht, wenn Sie als TÜ und gleichzeitig auch in der Rucksack-Spalte null notieren. Im Unterschied zu irgendwelchen Diäten haben Sie sich dann schon lange an die neue Lebensweise gewöhnt und haben nicht das Problem mit dem Jo-Jo-Effekt.

Warum ist die Schwertfisch-Tabelle so wichtig?

Die Schwertfisch-Tabelle ist viel mehr als eine Ansammlung von Zahlen. Sie ist ein praktisches und zugleich sehr wirksames Instrument nicht nur zur Kontrolle Ihrer Fortschritte, sondern auch zur stetigen Veränderung Ihres Verhaltens. Anders gesagt: Mit dieser Tabelle lernen Sie – fast automatisch und ohne viel Getöse – das Schwierigste überhaupt, nämlich die langsame, aber nachhaltige Korrektur Ihres Lebensstils.

Psychologisch wertvoll

Betrachten Sie beispielsweise die TÜ-Spalte. Es ist von enormem psychologischem Wert, dass Sie in jeder Woche, in der Sie das Energiegleichgewicht geschafft bzw. unterschritten haben, in die TÜ-Spalte eine Null bzw. ein Minuszeichen eintragen können. Warum? Weil Sie in dieser Woche tatsächlich hinsichtlich des Stoffwechsels in der Energiebalance gelebt haben, unabhängig von Ihrem Rest-Übergewicht bzw. dem Rucksack. Die TÜ-Tabelle verschafft Ihnen also von Anfang an beachtliche Erfolge, indem Sie auf möglichst viele Minuszeichen und Nullen von Woche zu Woche achten. Wenn Sie einige Wochen hintereinander eine Minus- und Nullen-Serie hingelegt haben, ist schon eine Verhaltensveränderung eingetreten, ohne dass Ihnen das besonders bewusst wurde. Die TÜ-Tabelle bewirkt also eine eher unauffällige, aber sehr tief greifende Korrektur in Ihrer Lebensweise.
Konzentrieren Sie sich auf möglichst viele Minuszeichen und Nullen in der TÜ-Spalte. Wenn dann – mit Minuszeichen – der Rucksack langsam, aber sicher abnimmt, sind Sie auf dem richtigen Weg.

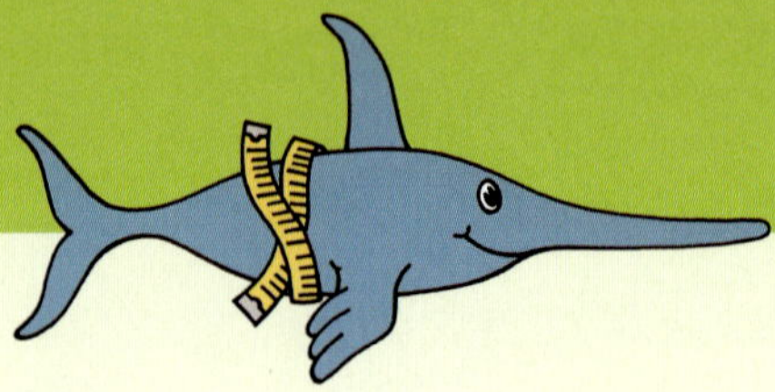

Die Schwertfisch-Tabelle in der Praxis

Am folgenden Beispiel sehen Sie, wie Sie im Alltag mit der Schwertfisch-Tabelle arbeiten können. Eine eigene Schwertfisch-Tabelle, in die Sie tatsächlich die Werte eintragen, befindet sich am Ende des Buches in der Innenseite des hinteren Umschlags.

Betrachten Sie folgendes Beispiel: Carmen S. kam zu uns mit einem Übergewicht von elf Kilos. Sie wollte diese elf Kilos in drei bis vier Monaten weg bekommen. Wir empfahlen ihr vier bis fünf Monate und mehr Geduld. So startete sie das Schwertfisch-Konzept.

Carmen S. wog 84 Kilos. Bei einer Körpergröße von 1,72 m sollte sie nicht mehr als 73 Kilos wiegen. Wir errechneten zuerst ihren persönlichen TÜ, der 352 Kilokalorien betrug. Da sie zügig abnehmen wollte, entschied sie sich für eine Veränderung des TÜ um 500 Kilokalorien, aufgeteilt in 300 Kilokalorien durch Ernährung und 200 Kilokalorien durch mehr Bewegung.

300 Kilokalorien weniger Essen:
Beim Essen stellte Carmen S. sich konsequent auf weniger Fett mit einem Verzicht auf tierisches Fett um, beim Trinken hielt sie sich an die Strategie: tagsüber Mineralwasser und abends Tee. Manchmal gönnte sie sich einen Wein. Sie aß normal und tat sich keinen Zwang an.

200 Kilokalorien mehr Bewegung:
Beim Bewegungsprogramm wechselte sie täglich Nordic Walking mit Radfahren etwa 30 Minuten lang ab, etwa fünfmal in der Woche.

Die Ergebnisse hat Carmen S. in Ihrer Schwertfisch-Tabelle eingetragen, die Sie rechts sehen.

Die Schwertfisch-Tabelle

Mein Ziel:

Ich will in 16 Wochen etwa 11 kg abnehmen
(Pro Woche nicht mehr als 0,5 bis maximal 1 kg)

	Gewicht (in kg)	TÜ (in kcal)	Gewichtsabnahme (in kg)	Rucksack (= Übergewicht; in kg)
Beginn:	84,0	352	0	11,0
1. Woche	83,3	(-)	-0,7	10,3
2. Woche	82,5	(-)	-0,8	9,5
3. Woche	81,7	(-)	-0,8	8,7
4. Woche	80,0	(-)	-1,7	7,0
5. Woche	79,1	(-)	-0,9	6,1
6. Woche	78,4	(-)	-0,7	5,4
7. Woche	77,6	(-)	-0,8	4,6
8. Woche	76,7	(-)	-0,9	3,7
9. Woche	76,9	+125	+0,2	3,9
10. Woche	75,9	(-)	-1,0	2,9
11. Woche	75,0	(-)	-0,9	2,0
12. Woche	74,3	(-)	-0,7	1,3
13. Woche	74,3	0	-0,0	1,3
14. Woche	73,6	(-)	-0,7	0,6
15. Woche	73,0	(-)	-0,6	0,0
16. Woche	72,5	(-)	-0,5	-0,5

Ziel erreicht!

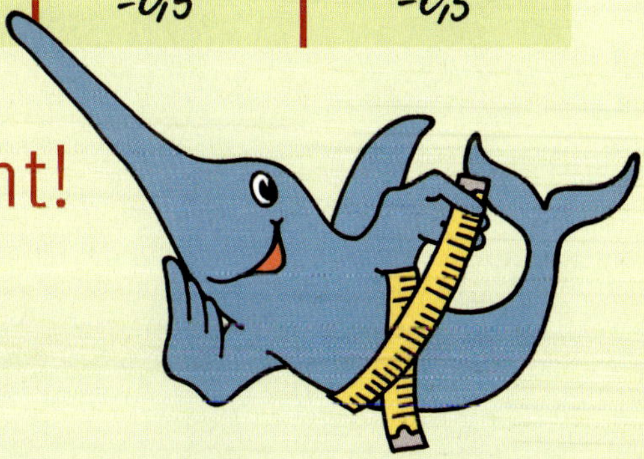

Was tun bei der Katastrophe Rückfall?

Wenn Sie eine Diät machen, führt ein Rückfall normalerweise zum Zusammenbruch des Konzepts. Einmal gesündigt, und der Wille zum Durchhalten ist fast immer gebrochen.

Nicht so beim Schwertfisch-Konzept. Dieses ist »fehlerfreundlich« und kann verzeihen. Sie können ruhig einmal eine Woche versagen. Dann müssen Sie zwar Ihren TÜ neu berechnen und können kein Minuszeichen und keine Null in die TÜ-Spalte eintragen, aber ein Beinbruch ist das nicht. Wichtiger ist, dass Sie in den folgenden Wochen wieder TÜ < 0 bzw. TÜ = 0 schaffen. Generell gilt: Die Minuszeichen und die Nullen müssen klar in der Mehrzahl sein. Der Rucksack darf nicht ansteigen. Sie sehen, die Schwertfisch-Tabelle ist tolerant. Sie verzeiht Fehler und führt Sie immer wieder auf den richtigen Weg zurück.

Täglich oder wöchentlich messen?

Ich empfehle Ihnen, das Gewicht wöchentlich zu überprüfen, sonst haben Sie zu viel Messerei und Rechnerei. Aber wenn es Ihnen lieber ist, können Sie Ihre Schwertfisch-Tabelle auch von Wochen auf Tage umstellen – sie ist dann eben länger.

Wie schnell nehmen Sie mit der Schwertfisch-Tabelle ab?

Die Frage, wie schnell Sie abnehmen, interessiert Sie vielleicht am meisten. Doch darum geht es beim Schwertfisch-Konzept nicht. Viel wichtiger als das schnelle Abnehmen sind das Erreichen und Halten des täglichen Energiegleichgewichts. Warum das so ist, will ich Ihnen etwas ausführlicher erläutern.

Wenn Sie einen TÜ = 0 bzw. TÜ < 0 über eine ausreichende Zeitspanne erreichen, werden Sie langsam und sicher auch abnehmen, d. h. der Rucksack wird Schritt für Schritt kleiner. Das Entscheidende aber ist, dass Sie sich damit Zeit lassen können, weil Sie nach den Kriterien der Gesundheit, des Stoffwechsels und des Wohlfühlens schon vom ersten Tag an auf der richtigen Seite sind. Anders gesagt, Sie bestimmen selbst, wie schnell es mit dem Abnehmen gehen soll. Sie haben nichts davon, wenn Sie Ihr Ziel zu schnell erreichen wollen. Meine Empfehlung ist: nicht mehr als ein halbes Kilo Gewichtsreduktion pro Woche, eher sogar weniger. Solange Sie den TÜ < 0 und TÜ = 0 überwiegend schaffen, ist alles in Ordnung. Sie selbst bestimmen dann, ob Sie drei, sechs, neun, zwölf oder 24 Monate zum Abbau Ihres Rucksacks benötigen.

Geduld wirkt nachhaltiger

Natürlich verstehe ich Ihren Wunsch, die Pfunde möglichst schnell purzeln zu lassen. Aber ich warne Sie eindringlich vor zu rasanten Manövern. Wenn Sie schnell Gewicht verlieren, wächst die Wahrscheinlichkeit, dass Sie langfristig scheitern. Wenn Sie darauf aus sind, mehr als ein Kilo Gewicht pro Woche zu verlieren, werden Sie keinen Erfolg haben, weil Sie dann hungern müssen und sich so gerade nicht an eine kontinuierliche, stabile neue Lebensweise gewöhnen können. Es ist doch gerade das Schöne am Schwertfisch-Konzept, dass der Erfolg umso sicherer kommt, umso mehr Geduld Sie haben.

Wenn Sie schneller schlank werden wollen ...

Natürlich kann es sein, dass Sie in der TÜ-Spalte lauter Minuszeichen und Nullen haben, aber dennoch das Gefühl haben, dass Sie zu langsam abnehmen. Sollte es also tatsächlich zu langsam gehen, dann müssen Sie stärker in den Bereich TÜ < 0 eintreten. Entweder Sie legen im Bewegungsprogramm etwas zu oder Sie reduzieren die Kalorienzufuhr etwas mehr, z. B. indem Sie den Konsum fetthaltiger Lebensmittel drastisch einschränken.
Die richtige Geschwindigkeit zum Abnehmen sollte jeder für sich selbst herausfinden. Beginnen Sie vorsichtig mit TÜ = 0 oder etwas darunter. Je mehr Sie in den Bereich TÜ < 0 gehen, desto schneller nehmen Sie ab. Aber damit wachsen die Risiken von Hunger und Überforderung – und so wächst die Gefahr des Abbruchs. Es ist besser, Sie erreichen das Ziel TÜ = 0 und Rucksack = 0 »erst« nach zwölf Monaten, als dass Sie bereits nach zwei Monaten das Handtuch werfen.

Wie schaffen Sie TÜ = 0 bzw. TÜ < 0 ?

In der Schwertfisch-Tabelle habe ich Ihnen vor allem die instrumentellen Aspekte des Körperprogramms dargelegt. Ich wollte Ihnen damit zeigen, wie Sie konkret handeln und Erfolge erzielen können. Aber natürlich haben wir noch viel zu wenig die Einzelaspekte der Bewegung, der Ernährung sowie der psychisch-neuronalen Programmierung behandelt.
Also: Wie können Sie sich täglich bewegen, ohne sich zu überfordern und ohne zu viel Zeit zu brauchen? Wie können Sie sich ernähren, ohne die Lust zu verlieren und ohne sich täglich zu quälen? Vor allem aber: Wie können Sie Ihren Körper von einer Lebensweise überzeugen, bei der er auf den gewohnten täglichen Energieüberschuss gerne verzichtet und Gefallen am Energiegleichgewicht findet?
Diese drei Fragen werden in den folgenden drei Kapiteln behandelt. Wir beginnen mit dem Schwierigsten, nämlich der psychisch-neuronalen Programmierung der Lebensweise sowie der Produktion der neuronalen Karten.

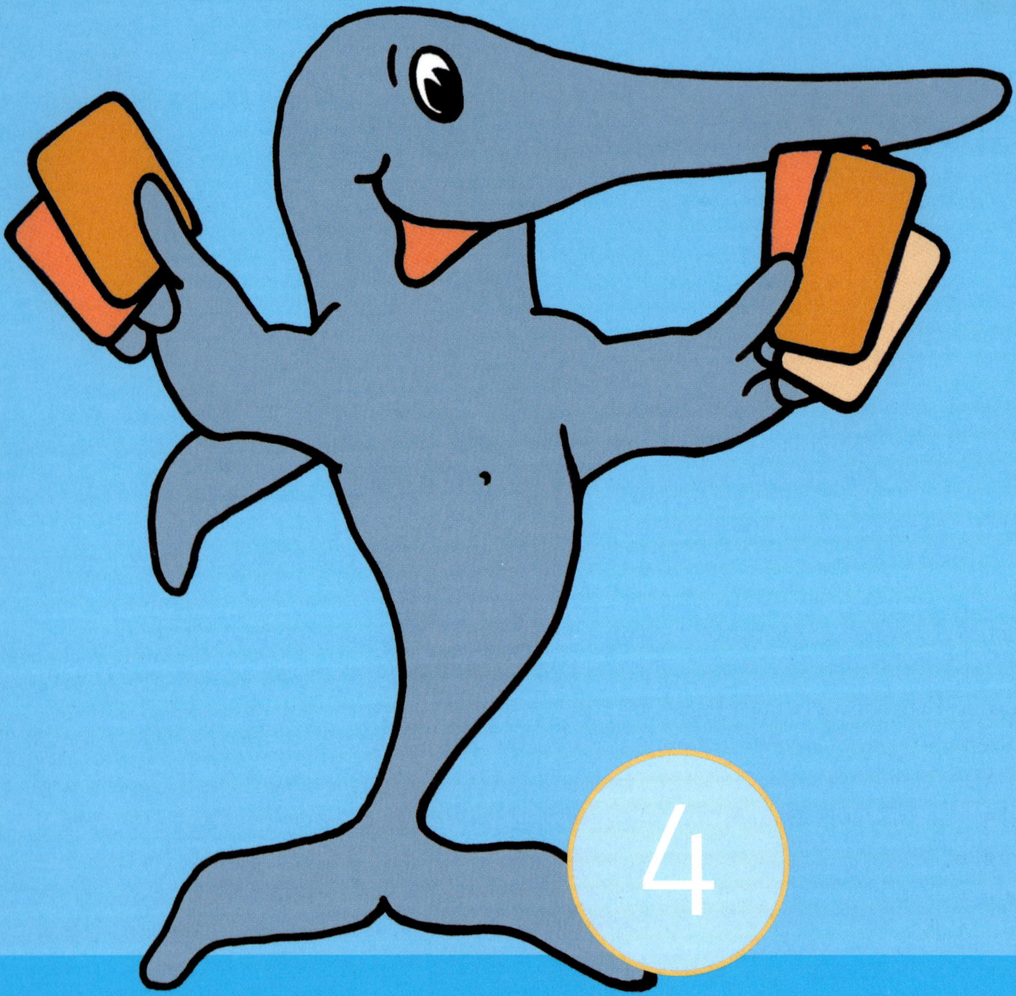

4

Radikal neu:

die neuronalen Karten

Abnehmen mit Vernunft geht nicht, Abnehmen mit Gefühl geht

In diesem Kapitel erfahren Sie, was es mit den neuronalen Karten auf sich hat. Nur eines vorab: Sie sind das Instrument, mit dem Sie Ihre **Gefühle beeinflussen** können und somit die Möglichkeit gewinnen, sich von **alten Gewohnheitsmustern** zu trennen und neue anzueignen.

Ich mache Ihnen jetzt eine ziemlich brutale Rechnung auf. Wenn von 100 Diätversuchen sage und schreibe 95 schiefgehen, warum sollten dann ausgerechnet Sie zu den wenigen gehören, die es schaffen mit dem Abnehmen? Wenn Sie mir erzählen würden, Sie wollten den Mount Everest besteigen, würde ich Ihnen das eher zutrauen als ein Vorhaben, mit entschlossenem Willen 20 Kilos abzunehmen. Zu dieser Willensleistung sind Sie nicht fähig. Sind Sie nun beleidigt?

Gelingt Abnehmen mit Kopf oder Bauch?

Warum sage ich Ihnen diese merkwürdigen Dinge? Weil ich vermeiden möchte, dass Sie alles falsch machen. Es gilt jetzt nämlich, mit einer folgenreichen Illusion aufzuräumen.

Es ist ein Fehler zu glauben, wir könnten durch Vernunft und Willen unser Ernährungs- und Bewegungsverhalten wesentlich steuern und verändern. Genau das können wir nicht, auch Sie nicht. Und damit kommt es zu einer Konfrontation zwischen Gefühl und Vernunft, die viel Frust erzeugt, Niederlagen bereitet und Geld kostet. Die ganze Welt sagt Ihnen, dass Sie mit entsprechendem Fachwissen und einem strammen Willen Ihr Ess-, Trink- und Bewegungsverhalten korrigieren können. Das behaupten die Ernährungswissenschaftler, die Institutionen der gesundheitlichen Aufklärung und Prävention, Ihr Hausarzt und die Fernsehdoktoren, Ihre Frau oder Ihr Mann, und Sie selbst glauben es dann auch noch. Also probieren Sie es. Reißen Sie sich zusammen. Zwingen Sie sich. Versuchen Sie zu verzichten. Stecken Sie Niederlagen ein und beginnen Sie von Neuem, scheitern Sie wieder und nähern Sie sich dem Zustand einer gewissen Verzweiflung, weil Sie als Schwächling erscheinen, als Versager, zügellos und erbärmlich.

Das Gefühl gewinnt, der Kopf scheitert

Das Verrückte aber ist, dass Millionen Menschen diesem Muster mit allen Konsequenzen folgen. Und warum? Weil wir gar nicht wahrhaben wollen, dass wir nicht schaffen, was so einfach erscheint. Es kann doch wirklich nicht so schwer sein, auf Pommes und Bratwurst zu verzichten oder sich manchmal aufs Fahrrad zu schwingen. Oder täuschen wir uns da?
Wir müssen einem Sachverhalt gerecht werden, der die Diät-, Abnehm- und Gesundheitsdebatte verändern wird. Wille und Vernunft sind nämlich vollkommen unbrauchbare Instrumente zur Veränderung des Ernährungs- und Bewegungsverhaltens. Wenn wir an unserem Körper etwas verändern wollen, müssen wir nicht auf Information und Verstand setzen, sondern auf die Gefühle.

Unser Erbe bestimmt unser Verhalten

Diese klare Erkenntnis kommt aus der Hirnforschung und stellt die Dinge wieder vom Kopf auf die Füße. Unser Körper hat eine Millionen Jahre lange Geschichte, und sein Gehirn steuert ihn wesentlich. Dieses Gehirn hat aber in seiner extrem langen Entwicklungsgeschichte wirklich andere Probleme gehabt, als Überernährung und Bewegungsmangel zu bewältigen. Einerseits verbraucht der menschliche Körper z. B. aufgrund seiner nackten Haut oder des großen Gehirns sehr viel Energie, andererseits war die regelmäßige Energiezufuhr in der Vergangenheit sehr oft infrage gestellt. Die Lösung der Evolution hieß daher, sowohl auf energiereiche Nahrung zu setzen als auch geeignete Lagermöglichkeiten im Körper einzurichten. Dieses Erbe tragen wir heute noch in uns. Wir essen gerne fettreiche Kost und lagern mit Lust alles ein, was auf dem Tisch steht.

Essenslust kommt unbewusst

Noch wichtiger aber ist ein dritter Aspekt. Die physiologischen und psychischen Regeln der Nahrungsaufnahme sind in unserem Gehirn zu einem Teil unbewusst, zu einem weiteren Teil sinnlich-emotional organisiert. Die für Essensaufnahme, Hunger & Co. zuständigen Hirnareale sind im limbischen System des Gehirns angesiedelt: der Hypothalamus, die präoptische Region, das zentrale Höhlengrau, die Amygdala und das mesolimbische System. Auch wenn Ihnen diese Fachbegriffe nicht geläufig sind, das Wichtige für Sie ist: All diesen Zentren und Kernen ist – in Verbindung mit dem insulären und dem orbitofrontalen Cortex sowie den Basalganglien, die vor allem für Nahrungspräferenzen und Essgewohnheiten zuständig sind – gemein, dass sie für eine bewusste Steuerung durch unseren Willen und die Vernunft kaum erreichbar sind.

Ziehen Sie Konsequenzen

Die Ergebnisse der neuesten Hirnforschung zwingen uns, in Bezug auf unser

Ernährungs- und Bewegungsverhalten sowie die dazu erforderlichen Veränderungen das Ruder komplett herumzureißen. Man kann es gar nicht klar genug sagen. Alles, was wir bisher unternommen haben, um bewusst zu steuern, was wir essen und trinken bzw. wie wir uns bewegen, war falsch, weil vergeblich. Die 95 Prozent Diätabbrecher sind kein Unfall, sondern der empirische Beweis eines Naturgesetzes.

Der Verstand hat keine Chance

Die Organisation unserer körperlichen Bedürfnisse durch unser Gehirn erfolgt anders, als Sie sich das bisher vorgestellt haben. Wir kommen mit dem Verstand nicht an unsere Ess-, Trink- und Bewegungsgefühle heran. Wenn Sie sich für das Abnehmen entschlossen haben, befinden Sie sich schon auf dem Weg zum Misserfolg. Die Strategie, vom Bewusstsein und von der bewussten Entscheidung her zu den Ess-, Trink- und Bewegungsgefühlen zu gelangen und dort irgendwelche nachhaltigen Veränderungen des Verhaltens zu erreichen, wird meines Erachtens niemals Erfolg haben. Weil sie den menschlichen Körper außer Acht lässt.

Viele Ansätze zur gesundheitlichen Aufklärung und Gesundheitsprävention sind daher ziemlich vergeblich. Alle gut gemeinten Aufforderungen zum Handeln sind der emotionalen Realität der Verhaltensstrukturen nicht gewachsen. Die Bitten der Mütter, das dicke Kind solle sich zusammenreißen, bewirken das Gegenteil.

Essverhalten vernünftig steuern?

Warum werfe ich Ihnen diese Brocken aus der komplizierten Neurowissenschaft an den Kopf? Weil die Konsequenzen aus diesem Sachverhalt so einfach wie richtungsweisend sind. Unser Bewusstsein und die bewusste Organisation unserer Entscheidungen und Handlungen, die wesentlich im kognitiven Cortex im Bereich des dorsolateralen präfrontalen Cortex stattfinden, haben auf unser Nahrungsverhalten und auch auf unser Bewegungsverhalten praktisch wenig Einfluss. Ihre Ess-, Trink- und Bewegungsgewohnheiten lassen sich von Ihrem »Vernunfthirn« nichts sagen, schon gar nichts diktieren.

Damit haben Sie auch die Erklärung für Ihr eigenes unverständliches Verhalten. Sie wollten diese Woche auf Essensgenüsse verzichten, aber am Ende der Woche ist es genau umgekehrt gekommen. Sie stellen einen beachtlichen Bewegungsplan auf, aber der bleibt auf dem Tisch und Sie auf der Couch liegen.

Die Pyramiden der Ernährungsgesellschaften sind das Papier nicht wert, auf dem sie stehen. Die Präventionsgesetze der

Regierungen sind Scheinaktivitäten, solange sie auf die Vernunft der Bürger setzen. Und auch das Lesen dieses Buches ist reine Zeitverschwendung, wenn Sie nicht die Konsequenzen aus dem Gesagten ziehen. Doch es gibt noch eine positive Nachricht: Es existieren nicht nur falsche Wege, sondern auch richtige. Die moderne Hirnforschung weist die Richtung.

Zuerst fühlen, dann handeln

Der Sachverhalt ist eigentlich glasklar. Wir haben von den Hirnzentren, die für Bewusstsein, Planung, Entscheidung und Handlung zuständig sind, praktisch keinen Zugang zu den unbewussten bzw. sinnlich-triebhaft-emotionalen Zentren und Kernen des Nahrungs- und Bewegungsverhaltens. Wir können noch sooft versuchen, diese versperrte Tür zu öffnen, sie bleibt verschlossen.

Aber was ist, wenn wir das Ganze herumdrehen? Wäre es möglich, zuerst das Körperliche, das Sinnliche und das Emotionale in uns aufzusuchen, um es in einem ersten Schritt verstehend anzuerkennen, um dann in einem zweiten die Reaktions- und Handlungsbreite dieser emotionalen Dimension zu ergründen? Denn dass die Autonomie des Körpers so weit geht, dass er sich immer weiter vollfrisst, um im Höhepunkt seines Daseins zu platzen, dürfte nicht der Sinn seiner Natur sein. Es spricht vieles dafür, dass wir einfach die falsche Richtung eingeschlagen haben, um am Verhalten unseres Körpers etwas zu verändern. Was geschieht, wenn wir nicht vom Denken zum Fühlen, sondern vom Fühlen zum Denken und Handeln schreiten? Wenn wir also nicht mehr versuchen, dem Körper unsere Entscheidungen mitzuteilen und zu befehlen, sondern vom »Gefühlskörper« ausgehen und die Vernunft und den Willen seinen Bedürfnissen und den Möglichkeiten seines Verhaltens unterstellen.

Essen, Trinken und Bewegen sind ziemlich unabhängig von Willen und Vernunft. Das gilt aber nicht umgekehrt. Unsere Werte, Wünsche, Entscheidungen, Handlungen sowie der Wille und die Vernunft sind nicht außerhalb unseres Körpers, auch wenn wir sie oft genug in diese Rolle gedrängt haben. Aber wenn wir jetzt bereit sind, Willen und Vernunft in den Dienst des Körpers, seiner Bedürfnisse und seiner Gefühle zu stellen, dann eröffnet sich ein ganzes Portal von Möglichkeiten, dem Körper wieder gerecht zu werden. Darum geht es jetzt.

Warum Sie mit Gefühl leichter abnehmen

Ich habe es nicht vergessen. Ihr Ziel ist nicht, die moderne Gehirnforschung zu verstehen, sondern fünf bis 20 Kilos zu verlieren. Aber vielleicht sind Sie doch überrascht. Ausgerechnet die schwer fassbaren und wenig steuerbaren Gefühle sollen hier weiterhelfen?

Die Sache wird einfacher, wenn Sie einmal überlegen, wozu die Natur die Gefühle überhaupt hervorgebracht hat. Als die Evolution die Tiere erschuf, hat sie ihnen viel Gefühl und wenig Verstand mitgegeben. Es war wohl entscheidend für das Überleben auch der Menschen, Beute zu erkennen, Essqualitäten zu »erriechen« und für die Jagd kräftig und schnell zu sein. So etwas wie ein Verfallsdatum oder ein Hinweis auf Giftstoffe stand auf keinem Beutestück. Für das pure tägliche Überleben war ein riesiges Arsenal an Gefühlen, Sinnen und Instinkten unabdingbar, die Verstandesleistungen waren demgegenüber begrenzt.

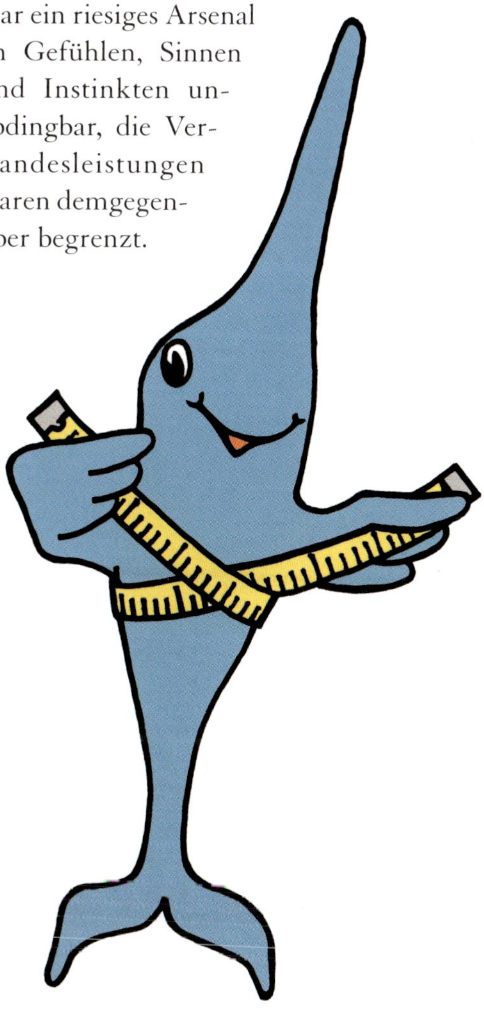

Gefühle: nur auf der Leinwand?

Mit der Entwicklung von uns Menschen haben sich all diese Dinge verändert. Das Gehirn und seine Produktionsleistungen wuchsen stark an, und gerade die vergangenen zwei, drei Jahrhunderte waren eine einzigartige Orgie an Verstandesleistungen und Wirtschaftsprodukten. Interessant ist aber, dass parallel zu dieser Explosion der technologischen und ökonomischen Rationalität ausgerechnet die bis dahin so überlebenswichtige Welt der Gefühle immer weiter zurückgedrängt und ersetzt wurde. Gefühle, so scheint es, schauen wir uns auf der Leinwand an, zur Organisation unseres Überlebens aber brauchen wir sie nicht mehr. Aber stimmt das?

Körper und Gefühl gehören zusammen

Zunächst ist klar, dass die Probleme des Körpers, mit denen wir uns herumschlagen, wesentlich »Gefühlssachen« sind, die wir vernünftig lösen müssen. Hunger, Durst, Appetit, Sättigung, Nahrungsbeschaffung, Zubereitung des Essens, Erbeuten oder Herstellen von Nahrungsmitteln und schließlich alle Formen der Ess- und Trinkgewohnheiten sind eine Frage des Gefühls, mehr oder weniger kulturell geprägt. Aber fällt Ihnen etwas auf? Seit wir versuchen, diese Gefühlssachen wesentlich mit der Vernunft zu lösen, misslingen sie. Die moderne Vernunft liefert uns riesige Nahrungsmengen und erspart uns noch dazu aufwendige körperliche Mühen, um an sie heranzukommen. Aber genau darin liegt das Problem. Die Vernunft liefert nicht die Gefühle mit, die uns sagen, wie wir sie gebrauchen sollen. Anders gesagt, der zivilisatorische Versuch, den Körper unter Umgehung seiner Gefühle zu lenken, ist grandios gescheitert. Dass wir zu dick werden, gleichzeitig zu unbeweglich, zu müde und schließlich auch krank, hat als Ursache die Trennung des physischen Körpers und seiner geistigen Fähigkeiten von seinen Gefühlen.

Bringen Sie wieder zusammen, was zusammengehört

Was heißt das für Sie konkret? Sollen Sie in eine »Schule der Gefühle« gehen, um die Verbindung von Körper und Gefühl wiederherzustellen? Der Gedanke ist nicht schlecht, aber es gibt einen direkteren Weg. Ihre Aufgabe ist tatsächlich, Körper und Gefühle in Ihrem täglichen Leben ganz praktisch wieder zusammenzubringen. Aber wie können Sie etwas, was sich kulturell über viele Jahrzehnte für die Mehrheit der Menschen immer weiter voneinander entfernte, in Ihrem persönlichen Leben wieder zusammenfügen?

Ihr Körper muss gebraucht werden, um wieder fühlen zu können

Machen Sie ein kleines Experiment: Wie sähe Ihr Körper aus, wenn er genau dem entspräche, wie Sie ihn benutzen. Also: Sie sitzen viel, bei der Arbeit und in der Freizeit. Sie brauchen folglich ein gutes »Sitzfleisch«, d. h. eine gute Mischung aus Muskeln und Fett am Hintern. Sie bewegen sich ziemlich wenig, mehr als ein, zwei Kilometer zu Fuß am Tag sind nicht drin. Und schwere körperliche Arbeit mit kräftiger Muskelnutzung entfällt bei den meisten auch. Das heißt, Ihr großer Muskelapparat mit bis zu 40 Prozent Ihres Gesamtgewichts ist eigentlich überflüssig, die Hälfte täte es auch.

Sind die Muskeln nutzlos geworden?

Die Muskeln an Füßen, Beinen, Armen, Schultern und Rücken könnten daher stark schrumpfen. Am besten versteifen Sie dann gleich noch die Rückenwirbel, denn ohne Muskeln bekommen Sie sonst chronische Rückenschmerzen. Aber der Hunger bleibt und der Durst wächst noch. Appetit verspüren Sie immer, und der Kühlschrank ist glücklicherweise voll. Also essen und trinken Sie, wenn Sie Lust haben – sprich: viel. Magen und Leibesfülle passen sich an und nehmen zunehmend Raum ein. Dünne Beinchen, dünne Ärmchen, wenig Muskeln, viel Fett, ein opulenter Körper, und darauf sitzt dann ein kluges Köpfchen. Ein kluges Köpfchen?

Die Ausstattung Ihres Körpers und seine tatsächliche Auslastung sind zweierlei Dinge. Körperpotenzial und Körpernutzung stimmen nicht mehr überein.

Ihr Übergewicht ist nicht ein Ausdruck Ihrer Maßlosigkeit beim Essen und Trinken, sondern eine Anpassung an einen falschen Gebrauch. Da sich der Körper auf-

grund seiner genetischen Festlegung aber an den neuen Gebrauch nicht günstig anpassen kann, kommt es zwangsläufig zu drastischen Fehlentwicklungen. Diese äußern sich als Übergewicht, Muskelschwund, Stoffwechselstörungen etc.
Was ist also zu tun? Es steht uns ein einziger Weg offen, alle anderen sind versperrt, auch wenn wir es nicht wahrhaben wollen. Ihr Körper muss wieder mehr für die Zwecke genutzt werden, für die er eigentlich konzipiert ist.

Wozu wird Ihr Körper gebraucht? – Was braucht Ihr Körper?

Wenn die Evolution geahnt hätte, dass wir uns nach dem Aufstehen ins Auto setzen, dann stundenlang im Büro hocken und schließlich abends vor dem Fernseher entspannen, hätte sie uns einen ganz anderen Körper gegeben. Aber wir müssen mit dem leben, den wir haben.
Das größte Organ des Körpers ist der Muskelapparat. Damit ist eigentlich schon fast alles gesagt. Der Körper braucht viel Bewegung, um dieses Organ fit und gesund zu halten. Muskelbewegung funktioniert nur mit Energieverbrauch und heftigem Stoffwechsel. Auch viele Organe wie Herz oder Lunge werden direkt vom Energieverbrauch beeinflusst. Und natürlich muss man die Energie aufnehmen, die man verbraucht. So stehen Essen und Trinken in sehr engem Zusammenhang mit dem muskulären Energieverbrauch. Schlüsselgröße für Ihr Übergewicht ist also weniger die Ernährung als vielmehr die Bewegung. Das Abnehmen mit Gefühl beginnt mit der Zunahme Ihrer körperlichen Aktivität. Die Sinne und Sensoren des Körpers

Bringen Sie Bewegung in Ihren Alltag

Über Tausende Jahre war Bewegung die pure Last, denn es musste verdammt schwer gearbeitet werden. Und dann überschlugen sich die Ereignisse: mit Kraftmaschinen, Automaten, Autos, Kraftwerken, Fahrstühlen usw. Für jeden unserer Muskeln haben wir technischen Ersatz geschaffen. Jetzt langweilen sich unsere Muskeln. Sie haben viel zu wenig zu tun.

Das betrifft vor allem den Alltag. Wir verbringen ihn liegend und sitzend statt gehend und laufend. Die mühsame Bewegung wurde von uns aus dem Alltag verbannt, aber eine schöne Art der Bewegung haben wir nicht an ihre Stelle gesetzt. Das müssen wir nachholen. Dringend. Bringen Sie Bewegung in Ihren Alltag, die Ihnen Spaß bringt. Zum Beispiel:

- Arbeitsweg gehen oder radeln
- Heimtrainer
- in Sportverein eintreten
- »Gern gehen statt fern sehen«

Fordern Sie Ihren Körper heraus

Was trauen Sie sich zu, was nicht? Wagen Sie überhaupt noch etwas? Achtung: Herausfordern heißt in diesem Zusammenhang nicht überfordern. Gehen Sie bis an eine Grenze, überschreiten Sie sie aber nicht. Die Grenze bestimmen Sie allein.

Fordern Sie Ihren Körper heraus, auf Ihre persönliche Weise. Gehen Sie keine Risiken ein, aber wagen Sie, was Sie schon lange nicht mehr gewagt haben. Ihr Körper gibt Ihnen dann, was er Ihnen schon lange nicht mehr gegeben hat.

Beispiele als Anregung für eigene Ideen:

- Unternehmen Sie eine längere Wanderung, bis Sie ganz deutlich Hunger und Durst verspüren.
- Machen Sie eine Fahrradtour.
- Melden Sie sich beim Lauftreff an und machen Sie mit.

Sie spüren auf diese Weise die jeweiligen Grenzen Ihres Körpers und können sie weiter ausdehnen.

Ihr Körper merkt, dass er gebraucht wird, und bedankt sich mit mehr Leistung und Gesundheit.

reagieren auf kaum etwas so stark wie auf eine deutliche Zunahme von muskulärer Arbeit. In den Muskelzellen springen die Kraftwerke an, Fett- und Zuckerenergie werden verstärkt verstoffwechselt, Herz- und Kreislauffunktionen werden gestärkt, und eine Vielzahl physiologischer Folgen setzt ein.

Unser Körper: ständig unterfordert

Eigentlich ist es eine Tragödie, dass unsere Technologie und Ökonomie die schwere körperliche Arbeit abgeschafft, aber an ihre Stelle nichts Ausgleichendes gesetzt haben. Der Schritt von schwerer Körperarbeit zur Minimierung des Bewegungsumsatzes war falsch, ja verheerend. Der menschliche Körper kommt mit unglaublichen Belastungen zurecht, mit Nichtstun hingegen hat er nichts am Hut. So paradox es scheinen mag: Der unterforderte Muskelapparat zieht einen unterforderten Organismus mit Stoffwechselproblemen nach sich. Als Folge wird zu viel und zu energiereich gegessen und getrunken, und so setzt eine Spirale in Richtung eines verfallenden Körpers ein. Der Ursprung dieses Prozesses jedoch ist der »ungebrauchte« Körper. Daher: Wer seine Ernährung in Ordnung bringen will, muss mit mehr Bewegung beginnen.

Lassen Sie Ihren Körper 200 bis 400 kcal mehr verbrennen

Nun kommt die Gretchenfrage. Wie viel zusätzliche Bewegung braucht Ihr Körper? Elefantenjagen war anstrengend, Ackerbau und Viehzucht ebenfalls, ein Fabrikjob in der modernen Industriegesellschaft war und ist auch kein Pappenstiel. Braucht Ihr Körper also solche belastenden und stundenlangen Arbeiten »zurück«, um überhaupt wieder ins energetische Gleichgewicht zurückzukommen? Oder, anders gefragt, gibt es überhaupt einen modernen Gebrauch des Körpers, der in die heutige Zeit passt? Denn darin bin ich mit Ihnen sicherlich einer Meinung: Eine Lösung, die Sie zum stundenlangen Muskeltraining oder gar zurück zur schweren körperlichen Arbeit zwingt, kommt nicht infrage.

Ich habe zwei sehr gute Botschaften für Sie. Erstens: Sie müssen keine Zentner schleppen. Zweitens: Ihre körperliche Aktivität muss nicht stundenlang dauern.

Kalorienverbrauch für nichts

Wir haben es bei unserem Körper nämlich mit einem physiologischen Glücksfall zu tun: Sie legen sich 24 Stunden ins Bett, tun nichts, und trotzdem setzt Ihr Körper Energie um, den sogenannten Grundumsatz: für Körpertemperatur, Herzschlag, Atmung, Verdauung etc. Der Grundumsatz ist die Energie, die bei völligem Nichtstun verbraucht wird.

Diesen Grundumsatz kann man nur indirekt und begrenzt beeinflussen. Ganz anders der Bewegungsumsatz. Er ist die Summe aller initiierten Muskelbewegungen. Er lässt sich somit ganz wunderbar beeinflussen.

Der gesamte tägliche Energieumsatz setzt sich aus Grundumsatz und Bewegungsumsatz zusammen. Beachtenswert ist, dass im Normalfall der Grundumsatz etwa 60 Prozent, der Bewegungsumsatz (physikalische Arbeit) nur 40 Prozent des Gesamtumsatzes beträgt.

Definition

Gesamtumsatz =
Grundumsatz + Bewegungsumsatz

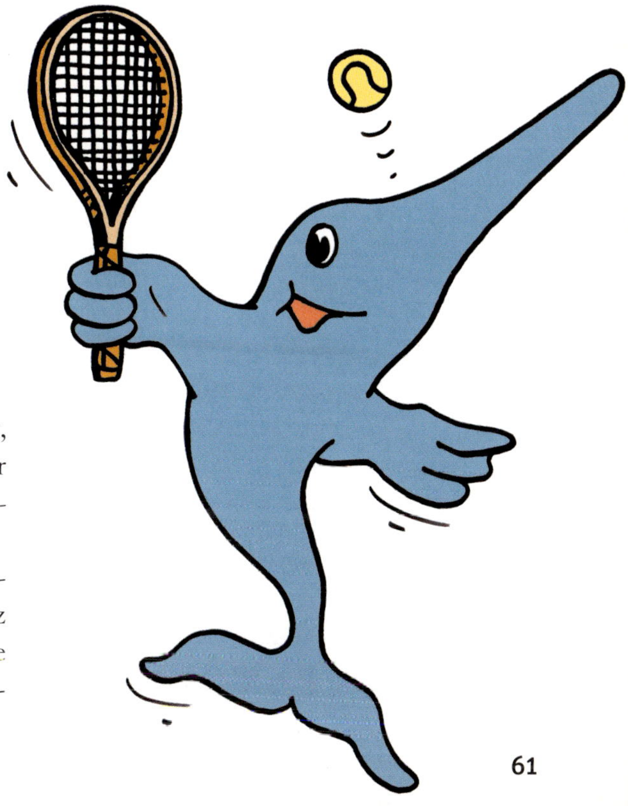

Da die muskuläre Arbeit immer weniger wird, beträgt der Bewegungsumsatz bei den meisten Menschen heute gerade noch 25 bis 30 Prozent des Gesamtumsatzes und ist damit viel zu niedrig. Aber betrachten wir jetzt einmal, um welche Mengen es sich konkret handelt.

Nehmen wir zwei Beispiele: Mann, ca. 85 Kilogramm mit einem Gesamtumsatz von 3 000 Kilokalorien. Frau, ca. 65 Kilogramm mit einem Gesamtumsatz von 2 000 Kilokalorien (alle Werte pro Tag). Beide bewegen sich sehr wenig, haben ihren Bewegungsumsatz in den letzten Jahren knapp halbiert und haben Übergewicht. Eine typische Konstellation. Wie groß sind ihre Bewegungsumsätze? Beim Mann ungefähr noch 500 bis 600 Kilokalorien, bei der Frau ca. 300 bis 400 Kilokalorien. Die Werte liegen physiologisch weit unter dem Bewegungsminimum, und beide werden dabei krank. Die entscheidende Frage lautet nun: Wie viel zusätzliche Bewegung müssten beide leisten, um einen normalen Bewegungsumsatz zu erreichen? Der Mann müsste ca. 300 bis 400, die Frau ca. 200 bis 300 Kilokalorien zusätzlich für Bewegung aufbringen, um wieder auf einen physiologisch vernünftigen Bewegungsumsatz zu kommen.

Die richtige Belastung – der kleine Unterschied

Wichtig ist: Die Belastung darf nicht im Hochleistungsbereich liegen, sondern muss sich im mittleren Belastungsbereich bewegen. Dabei schlägt weder das Herz zu schnell noch werden Muskeln, Gelenke oder Knochen überfordert, dafür wird besonders viel Fett verbrannt. Es handelt sich also um Belastungen, die jedem Körper, ob alt oder jung, in irgendeiner Form zumutbar sind. In Zeit umgerechnet bedeuten die oben genannten Beispielzahlen: Sowohl der Mann als auch die Frau kommen mit einem Zeitaufwand von täglich ca. 30 Minuten, abhängig von der Bewegungsart, auf einen klugen und wohltuenden Bewegungsumsatz.

Es ist so einfach ...

Resümee: Die Differenz zwischen dem »ungebrauchten« und stark gefährdeten Körper einerseits und dem »gebrauchten«, energetisch stabilen und gesunden Körper beträgt 30 Minuten täglich, die sogar Spaß machen und deshalb nicht Kosten, sondern Nutzen darstellen.

Wir sind wahnsinnig, dass wir diese einfache und vernünftige Lösung für unseren Körper nicht praktizieren. Aber damit kommen wir zu Pudels Kern zurück. Ob wir unserem Körper Gutes tun oder nicht, darüber entscheidet allein das Gefühl.

Bewegung und Ernährung sind Sachen des »Gefühlshirns«

Wenn Sie sich jetzt vornähmen, jeden Tag 30 Minuten zu joggen, würde das mit großer Wahrscheinlichkeit nicht funktionieren. Über Ihre Bewegung und auch über das Essen und Trinken entscheiden we-

sentlich Ihr unbewusstes und Ihr emotionales Gehirn im limbischen System. Ihren logisch richtigen Vorsatz, den Körper wieder mehr zu gebrauchen, müssen Sie weniger begreifen als vielmehr fühlen.
Dank der Ergebnisse der modernen Hirnforschung sind wir heute in der Lage, Einfluss auf unsere Körpergefühle zu nehmen, und Ihnen so auf Dauer eine Veränderung Ihres Bewegungs- und Ernährungsverhaltens zu ermöglichen. Bewegung und Ernährung entscheiden sich im »Gefühlshirn«. Wie Sie dort Veränderungen Ihres Verhaltens erzielen können, werde ich Ihnen auf den folgenden Seiten schildern.

Die neuronalen Karten ändern Essen und Bewegung

Jetzt geht es um die neuronalen Karten. Ich will Ihnen zeigen, wie Sie diese erfolgreich und langfristig so einsetzen können, dass Sie einerseits nicht von morgens bis abends frustriert sind, andererseits aber Ihr Ziel der Gewichtsreduktion und der körperlich-gesundheitlichen Fitness erreichen. Die neuronalen Karten sind eine Art Arbeitsgerät, das aus den Erkenntnissen der Neurowissenschaft abgeleitet ist, aber dennoch von Ihnen ohne wissenschaftliche Spezialkenntnisse leicht angewendet werden kann. Wenn Sie nämlich einmal begriffen haben, nach welchen Regeln Ihr »Gefühlshirn« funktioniert und wie es den Körper organisiert, können Sie entsprechend handeln – und gut leben. Ich werde Ihnen zunächst diese Regeln erläutern, um danach mit Ihnen jede Menge dieser neuronalen Karten zu entwickeln und vor allem anzuwenden.

Ihr »Gefühlshirn« will, dass Sie ein gutes Leben haben

Das ist die wunderbare erste Regel. Die Organisation Ihrer Gefühle im Gehirn ist darauf gerichtet, dass es Ihnen gut geht. Diese Gefühlsstruktur kämpft nicht nur um Ihr Leben, sie will auch, dass Sie ein möglichst gutes Leben leben. Sie wehrt Krankheiten energisch ab, sie führt Sie zu Nahrungsquellen, sie warnt Sie vor Gefahren und leitet Sie zu den schönen Dingen.

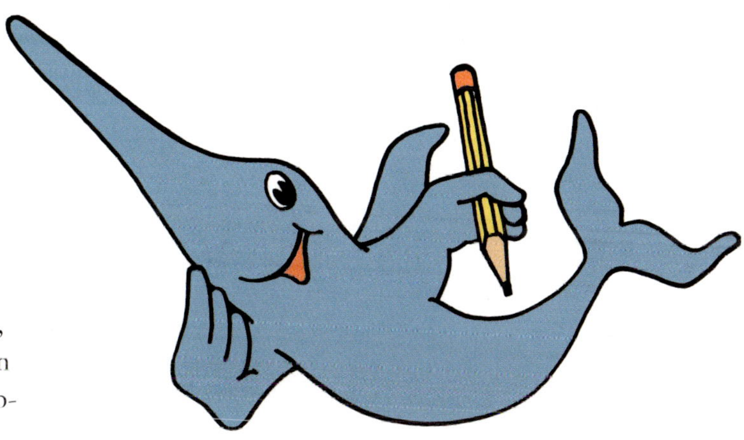

Milliarden von Nervenzellen und ihre Verbindungen untereinander haben ein klares Ziel. Sie erzeugen die bestmögliche Homöostase Ihres biologischen und psychischen Lebens, d. h. sie führen Sie unbewusst und bewusst über den bestmöglichen Höhenweg, der für Sie bereitsteht. Das ist doch eine großartige Ausgangslage.

Alles, was Sie erleben, wird neuronal gespeichert

Die zweite Regel betrifft die Art und Weise, wie das »Gefühlshirn« arbeitet. Jedes biologisch-psychische Ereignis wird biochemisch gespeichert und einer Gut-Schlecht-Bewertung unterworfen. In den Gedächtniszentren des Gefühlshirns kann man sehr schlecht vergessen; insbesondere die Speicherung negativer Ereignisse ist sehr stabil.

Wir erinnern uns etwa schnell wieder an eine Person, mit der wir vor Jahren eine unangenehme Begegnung hatten.

Der Sinn dieses Phänomens ist, dass wir vor Risiken und Gefahren für unser Wohlbefinden früh gewarnt werden. Bemerkenswert ist, dass jedes erlebte Ereignis eine neuronale Repräsentation in uns erfährt, also im Gehirn biochemisch gespeichert wird. An eine schöne Wanderung in den Alpen erinnern sich unsere Gefühle in den meisten Fällen noch nach vielen Jahren, an einen gefährlichen Sturm noch länger. Ein gutes Essen bleibt uns so intensiv »im Kopf«, dass wir es oft nachbestellen, manchmal zu oft.

Von der Neuronenzelle zum neuronalen Netzwerk

Der Ort der Speicherung ist die Nervenzelle, das Neuron. Da zwischen zwei Neuronen Hunderte bis Tausende biochemischer Verbindungen (Synapsen) entstehen können, die sich zu komplexen neuronalen Netzwerken entwickeln, können erlebte Ereignisse in aller Vielschichtigkeit als biochemische Substrate abgelegt werden. Wenn Sie sich beim letzten Fasching betrunken haben, wird dieses Ereignis bis heute neuronal gespeichert: als ein elendes Gefühl, ein Ort, eine Zeit, ein unbekömmlicher Wein, als Kopfweh und als schlechte Gesellschaft. Das Ganze wird zu einem vielschichtigen, aber zusammenhängenden neuronalen Netzwerk, das in Ihrem Gehirn biochemisch verankert ist und nicht so schnell wieder verschwindet. Vielleicht nie wieder.

Das autobiografische Gedächtnis

Wer sind Sie eigentlich? Ihre Gene haben Ihnen eine Menge mitgegeben, aber dann haben Sie gelernt, gelernt, gelernt. Lernen ist nichts anderes als das Abspeichern von Informationen in Ihren Neuronen und neuronalen Netzen. Sie sind die Summe Ihrer Erlebnisse, abgespeichert als riesige Zahl an physiologisch-psychologischen Erlebnissen in Form von neuronalen Netzen. Die Summe der aufgetürmten neuronalen Netze bildet Ihr autobiografisches Gedächtnis. Diese aufgeschichteten Erinnerungstürme sind untereinander vielfach verbunden und erzeugen Bewertungen, sodass Sie sich an alte Gerüche, schöne Erlebnisse bzw. an gute und schlechte Zeiten durch neue Erfahrungen leicht erinnern.

Wer sind Sie? Sie sind im Wesentlichen die Summe Ihrer neuronal gespeicherten Erlebnisse, Sie sind Ihr autobiografisches Gedächtnis.

Zuerst das Fressen, dann der Verstand

Was hat das mit Essen und Trinken zu tun? In Ihrem autobiografischen Gedächtnis sind Essen und Trinken sehr stark verankert. Frei nach Brecht: Zuerst kommt das Fressen, dann der Verstand. Neurobiologisch ist das nicht verwunderlich. Nahrungsmangel oder unbekömmliche Getränke sind elementare Lebensbedroher. Ihre Natur will Sie davor unbedingt schützen und setzt dazu alle Erinnerungen des autobiografischen Gedächtnisses ein. Es wird alles unternommen, damit Sie nicht verhungern oder verdursten. Ihre Natur lässt Sie daher lieber zu viel essen und trinken als zu wenig. Verhungert sind schon viele, geplatzt ist noch keiner.

Ihr eigenes autobiografisches Gedächtnis ist wesentlich an Ihren Ess- und Trinkgewohnheiten beteiligt. Es sagt Ihnen unbewusst und bewusst, was Ihnen in der Vergangenheit geschmeckt und gutgetan hat und was nicht. Es gibt Ihnen geradezu Befehle, was und wie viel Sie essen und trinken sollen. Denn in diesem Metier hat es eine riesige Erfahrung und einen sicheren Zugriff. Sie glauben gar nicht, wie oft Ihr autobiografisches Gedächtnis Ihnen dadurch schon das Leben gerettet hat. Deshalb lässt es sich auch ungern dreinreden.

Alles vergeblich? – Nichts zu ändern?

Kann ich also gar nichts an meinen Essgewohnheiten ändern? Nein, so aussichtslos ist es nicht. Vergeblich sind all Ihre Versuche abzunehmen nur dann, wenn Sie dabei

Keine Chance für FDH

Friss die Hälfte – warum funktioniert das nicht? Sie ahnen es schon. Sie können sich zwar vornehmen, einfach nur noch halbe Portionen zu essen, aber Ihre Vernunft hat bei dieser Entscheidung nichts zu melden. Ihr autobiografisches Gedächtnis mit seinen komplexen Erfahrungen und Bewertungen hört einfach nicht auf Ihre Vernunft.

Ihr präfrontaler Cortex bzw. das Vernunfthirn kann dem limbischen System bzw. Ihrem Gefühlshirn keine Befehle erteilen. Dieses hält sich einfach nicht daran und macht, was es will. Zehn Meter vor dem Restaurant sind Sie sich noch sicher, dass Sie vorbeigehen werden. Dann – spätestens mit dem Pizzaduft in der Nase – gehen Sie doch hinein und bestellen Pizza und Bier. Muss noch mehr über das Verhältnis von Vernunft und Gefühl gesagt werden?

lediglich den Verstand gegen das Gefühl aufhetzen. In diesem Fall ist das Gefühl aufgrund der Stärke des autobiografischen Gedächtnisses praktisch immer der Sieger. Machen Sie es daher anders.

Ansatzpunkt dafür sind die Regeln, die wir gerade gelernt haben: Einerseits die Regel, dass Ihre Gefühle Ihren Körper ja nicht ruinieren, sondern möglichst gut durchs Leben führen wollen. Andererseits das neurobiologische Prinzip der Speicherung und des Lernens und drittens die Entstehung von neuronalen Netzwerken. Alle drei benötigen Sie, um zu Veränderungen in Ihrem Ess-, Trink- und Bewegungsverhalten zu kommen.

Spielen Sie mit neuronalen Karten

Machen Sie es mit neuronalen Karten. Was war noch gleich eine neuronale Karte? Sie ist das Gegenstück zum neuronalen Netzwerk, wie wir es gerade kennengelernt haben. Beim bisherigen neuronalen Netzwerk hatten Sie zuerst das reale Erlebnis, das sich umgehend als neuronale Speicherung und mittels der Bahnung biochemischer Informationskanäle langfristig als neuronales Netzwerk im Hirn repräsentierte. Zuerst das Ereignis, dann seine Speicherung.

Der Unterschied zwischen einem Dachziegel und einem Kinobesuch

Wenn Sie jetzt die Art der Ereignisse bzw. Erlebnisse betrachten, dann zeigen sich zwei grundlegend unterschiedliche Qualitäten. Es gibt schicksalhaft-unvermeidliche und bewusst herbeigeführte Ereignisse. Wenn Sie der Blitz trifft oder Ihnen ein Dachziegel auf den Kopf fällt, dann ist das Schicksal. Wenn Sie mit einem Freund ins Kino gehen oder im Wirtshaus heute Rotwein statt Weißwein trinken, dann ist das zu einem großen Teil Ihre eigene Entscheidung. Ohne Zweifel produzieren beide Arten von Ereignissen neuronale Erinnerungsnetze und werden so zu einem weiteren Teil Ihres autobiografischen Gedächtnises. Aber es existiert auch ein erheblicher Unterschied. Der ganze Ablauf eines Tages oder eines Lebens besteht aus einer permanenten Mischung von erstens schicksalhaften und zweitens bewusst herbeigeführten Ereignissen. Der Unterschied: Die schicksalhaften Ereignisse können Sie kaum, die bewusst herbeigeführten dagegen leicht beeinflussen, eben weil Sie die Letzteren bewusst herbeiführen können.

Netze bewusst erzeugter Ereignisse

Zweifellos können Sie die Zahl der bewusst erzeugten Ereignisse über Vernunft und Willen stark erhöhen. Ihr Neocortex ist in der Lage, Pläne zu schmieden, Entscheidungen zu treffen und Handlungen durchzuführen. Genau dies bietet Ihnen die Möglichkeit, Ihr autobiografisches Gedächtnis bewusst zu beeinflussen. Warum?

Ihr emotionales Verhalten

In gewissem Sinn verdrehen Sie den Zusammenhang von Ursache und Wirkung. Jedes Ereignis produziert neuronale Netze. Indem Sie aber Ereignisse bewusst entstehen lassen können, haben Sie zwangsläufig Zugang zu den oberen, neueren Schichten Ihres autobiografischen Gedächtnisses, weil Sie ja bewusst Ereignisse herbeigeführt haben, die sich neuronal als neue Netzwerke biochemisch abspeichern. Es steht Ihnen frei, sehr viele solcher bewusster Ereignisse herbeizuführen bzw. zu produzieren, die im Gehirn zu einem neuronalen Netzwerk werden. Und damit haben Sie ein einmalig spannendes Instrument in der Hand, Einfluss auf Ihr emotionales Verhalten auszuüben. Durch die Erzeugung emotionaler neuronaler Karten haben Sie die Möglichkeit, praktisch in beliebigem Ausmaß auf Ihre Emotionen, d. h. auf Ihr scheinbar so verschlossenes »Gefühlshirn« mit seinen limbischen Kernen und Zentren einzuwirken. Und genau damit haben Sie einen Zugang zu Ihrem bisherigen Ernährungs- und Bewegungsverhalten.

Neuronales Netz und neuronale Karten

Was ist der Unterschied zwischen neuronalem Netz und neuronaler Karte? Jedes physisch-psychisch-rationales Ereignis produziert neuronale Netze. Wenn Sie aber Ereignisse bewusst herbeiführen, dann nehmen Sie gestaltend auf die Qualität der neuronalen Netze Einfluss. Indem Sie etwas Schönes erzeugen, erzeugen Sie in Ihrem Gefühlshirn ein neuronales Netz mit der Substanz und dem Wert von Schönheit. Eine neuronale Karte ist ein neuronales Netzwerk, das auf einem Ereignis basiert, das Sie bewusst produziert haben. Der zentrale Aspekt dabei ist, dass Ihr »Vernunfthirn« den Gefühlen nicht den Befehl erteilt hat, glücklich zu sein, was vollkommen unmöglich wäre. Aber selbstverständlich kann das Vernunfthirn Handlungen und damit Ereignisse herbeiführen, die von den Gefühlen als positiv gewertet werden und daher auch als positive neuronale Netze biochemisch niedergelegt und im autobiografischen Gedächtnis verdrahtet werden. Genau das sind neuronale Karten.

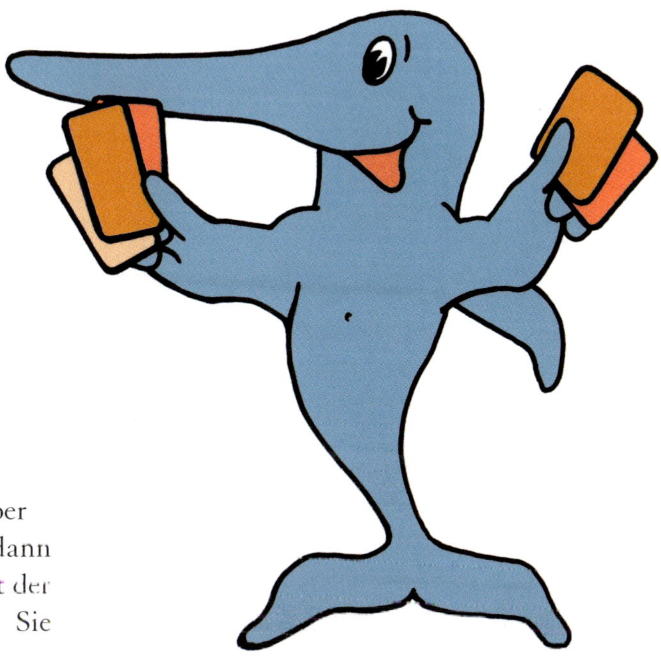

Ein neuer Zugang

Haben wir damit etwas gewonnen? Ja, wir haben zumindest einen ersten, noch ganz dünnen Zugang zu unserem emotionalen Verhalten und somit auch unserem Ernährungs- und Bewegungsverhalten. Ein erster kleiner Durchbruch. Aber der hat es in sich. Er kann zur Verhaltensänderung ausgebaut werden.

Wie wirken neuronale Karten auf das autobiografische Gedächtnis?

Der Dreh- und Angelpunkt von allem ist die Wirkung der neuronalen Karten auf das autobiografische Gedächtnis. Wir haben vorher gesagt, dass Sie im Grunde die Summe Ihrer lebenslangen Erlebnisse sind, also von Ihrem autobiografischen Gedächtnis bestimmt werden. Es ist klar, dass es sich dabei um eine große Zahl an neuronalen Netzen handelt, denn Sie haben viel erlebt. In Ihrem Gedächtnis ist ein hoher Turm an Ereignissen gespeichert, einschließlich deren Bewertungen und Wichtigkeit.

Erinnerungen löschen? Keine Chance!

Ein wichtiger Aspekt ist nun, dass Sie keine Löschtaste drücken und so einen bestimmten Teil nach Ihren Wünschen einfach eliminieren können, nach dem Motto: das ist jetzt weg. In Ihrem autobiografischen Gedächtnis können Sie prinzipiell nichts löschen. Das rettet Sie davor, Risiken und Gefahren zu wiederholen, macht aber auch alle Veränderungen schwierig.

Gespeichert bis in alle Ewigkeit

Gute Essensdüfte bleiben viele Jahre präsent, Nahrungsgewohnheiten setzen sich immer wieder durch, weil sie fest einprogrammiert sind. Wenn Sie sich also beispielsweise vornehmen, ab heute wenig zu essen und noch weniger zu trinken, dann rebellieren die versammelten neuronalen Netzwerke dagegen und lassen Sie mit Pauken und Trompeten scheitern.
Genauso klar dürfte Ihnen sein, dass ein einzelnes neues neuronales Netz kaum Wirkung in dem Meer von bestehenden Netzwerken hat. Es geht unter. Bestes Beispiel sind alle Versuche, durch hektische Einzelaktionen das Ess-, Trink- und Bewegungsverhalten zu verändern. Millionen alter neuronaler Netze zerschlagen gnadenlos solche Vorsätze.

Neue Erfahrungen über alte

Möglich ist es aber, auf den alten Turm der neuronalen Netze ein ganzes Paket an neuen Ereignissen und Netzwerken zu legen, also gewissermaßen dem Turm ein kleines Stockwerk oder gar eine neue Aussichtsplattform aufzusetzen. Wenn Sie auf 1 000 alte Karten 50 neue packen, dann zeigt das Wirkung. Je mehr neue, desto besser. Denn natürlich haben die neuen Netze eine prägende Wirkung auf den gesamten Turm, und allmählich bekommen die neuen Obergeschosse die Übermacht über die Untergeschosse und die Fundamente. Und genau diese neuen Stockwerke auf dem Turm sind die Grundlage für eine Verhaltensänderung.

Erzeugen Sie möglichst viele positive neuronale Karten

Damit haben Sie erstmalig den Schlüssel für nachhaltige Veränderungen in Ihrem Verhalten, insbesondere in Ihrem Ess-, Trink- und Bewegungsverhalten in der Hand. Schaffen Sie sehr viele neue neuronale Netze, indem Sie viele positive neuronale Karten produzieren. Führen Sie bewusst Ereignisse herbei, bei denen Sie mit Freude essen, mit Vergnügen trinken und sich mit Lust bewegen. Dann horcht Ihr autobiografisches Gedächtnis auf, und Ihre Gefühle wundern sich. Die waren bisher gewohnt zu hungern und zu dürsten, wenn man sie zum Abnehmen bringen wollte, deshalb haben sie dagegen rebelliert. Aber jetzt scheint es anders zu sein. Die Lust am gesunden Körper und am guten Essen und Trinken widersprechen sich nicht mehr. Und gute Erfahrungen ziehen gute Erfahrungen nach sich. Veränderungen zum gesünderen Leben und zum Abnehmen sind jetzt möglich.

Mehr Spaß am Leben mit neuronalen Karten

Ich stelle Ihnen jetzt als Beispiele drei positive neuronale Karten vor, an denen Sie das Prinzip der neuronalen Programmierung kennenlernen sollen. Es handelt sich um eine Esskarte, eine Trinkkarte und eine Bewegungskarte. In den folgenden Kapiteln werde ich Ihnen noch zahlreiche weitere Karten zeigen. Insbesondere aber werden Sie mit mir lernen, wie Sie diese neuronalen Karten selbst entwerfen und produzieren können.

Beispiel 1: Neuronale Esskarte

Wann haben Sie sich das letzte Mal ein ganzes Essen zubereitet? Ich meine damit von Anfang bis Ende, also vom Einkaufen bis zum Verzehren. Zum Genuss gehört nämlich nicht nur der Konsum des Fertigen, sondern auch die Beschaffung und die Zubereitung des noch Unfertigen.
Die drei Elemente Beschaffung der Nahrungsmittel, Zubereitung und Verzehr stellen eine wichtige Einheit dar, die Sie mit einer neuronalen Karte wieder erleben sollen. Welch tiefes Erlebnis ist es, z. B. eine Forelle zu fischen, sie zuzubereiten und dann das fertige Produkt zu verspeisen. Bestimmt erinnern auch Sie sich noch an ein Esserlebnis, das nicht nur darin bestand, eine Tiefkühlpizza in den Ofen zu schieben.

Essen (zubereiten) mit allen Sinnen

Die neuronale Karte hat den Zweck, wieder einmal den gesamten Ablauf der Nahrungsreize zu erleben. Beim Kaufen achten Sie auf Qualität, auf Aussehen, Geruch und Zustand der Lebensmittel. Beim Kochen wecken schon die Düfte die Vorfreude auf das bevorstehende Geschmackserlebnis. Und beim Essen schmeckt es dann tatsächlich. Essen ist ein ganzheitliches Erlebnis, an dem unerhört viele Sinne beteiligt sind: Wie fühlt sich frisches Gemüse an, das Sie klein schneiden? Wie zischt es, wenn Sie es in die heiße Pfanne geben? Welchen Duft entfalten Kräuter? Ein Fertiggericht dagegen ist »Essmaterial« ohne sinnliche Geschichte dahinter. Erst die Einheit von Beschaffen, Herstellen und Verzehren erzeugt Sattheit, Genuss und Befriedigung. Deshalb sollten Sie diese Einheit immer wieder erzeugen.

Beispiel 2: Neuronale Trinkkarte

Wir laufen oft zum Kühlschrank, wenn wir in Unruhe oder in Spannung sind. Dabei gibt es ein viel einfacheres und wirksameres Rezept zum Entspannen: Machen Sie sich einen guten Tee und genießen Sie ihn bewusst. Wenden Sie die neuronale Trinkkarte unten auf dieser Seite an.

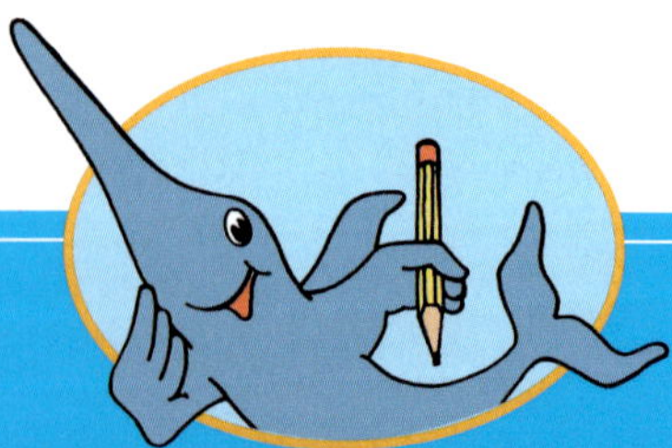

Beispiel 1: Gutes Essen

Ich will Sie nicht zum Jagen schicken, aber bis zum Markt sollten Sie es schaffen. Kaufen Sie dort frische Leckereien in guter Qualität ein.
Dann laden Sie Freunde oder Ihre Familie ein. Sie bereiten das Mahl mit viel Sorgfalt und Freude zu und servieren es. Zusammen wird alles genüsslich verspeist.
Positiver Effekt: *Sie achten ab sofort wieder stärker auf Qualität und lernen, was gutes Essen ist. Zudem machen Sie das Essen wieder einmal selbst. Es riecht, es schmeckt, das Essen ist ein großes Vergnügen.*

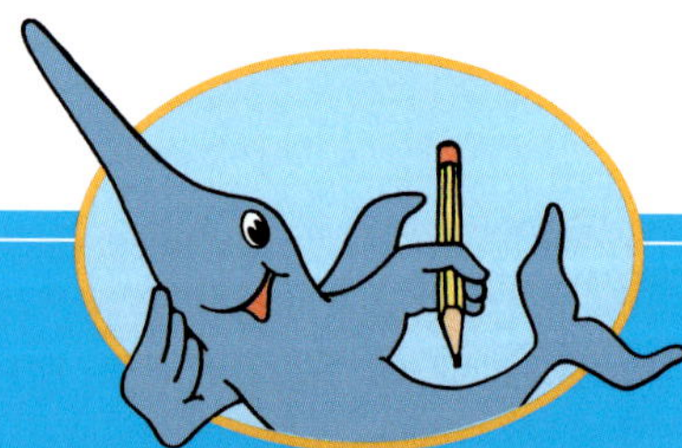

Beispiel 2: Tee trinken

Bereiten Sie sich vor. Besorgen Sie sich einen sehr guten Qualitätstee Ihrer Wahl. Verwenden Sie keinen Teebeutel, sondern losen Tee.
Wenn Sie Unruhe oder Spannung spüren, stellen Sie den Wasserkocher an und suchen sich eine schöne Tasse aus. Machen Sie sich einen guten Tee. Den genießen Sie in aller Ruhe, bewusst und entspannt. Als Zeremonie zwischen den Dingen. Dann geht's weiter.
Positiver Effekt: *Das ist ein Ritual. Wenn es Ihnen gefällt, machen Sie es öfter. Sie werden entspannen, sobald Ihnen der Teeduft in die Nase steigt.*

Beispiel 3: Neuronale Bewegungskarte

Auch um Ihr Bewegungsverhalten zu ändern, können Sie neuronale Karten einsetzen. Nehmen Sie als erstes Beispiel die neuronale Karte zur Wiederentdeckung des Körpergefühls. Machen Sie sich das Bewegungsmuster »stehen, gehen, laufen, stehen« bewusster.

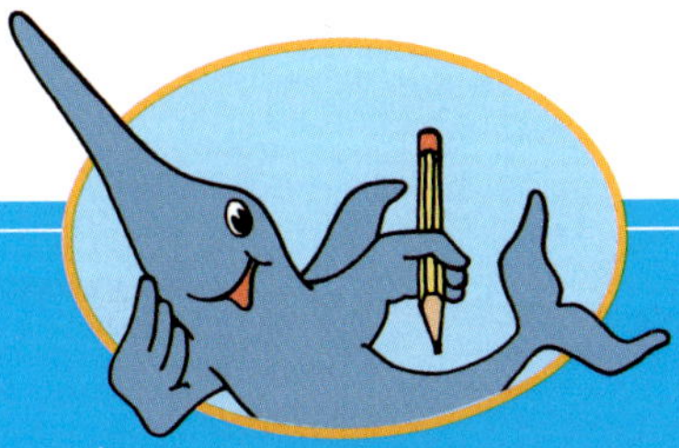

Beispiel 3: Körpergefühl

Stellen Sie sich in aufrechter, entspannter Haltung einfach hin und schauen Sie quasi in die Ferne. Bleiben Sie so eine Weile. Stehen Sie sicher und locker? Dann machen Sie einige Schritte. Sie gehen. Was ist typisch an Ihrem Gang? Mögen Sie Ihren Gang? Oder würden Sie ihn gern verändern. Versuchen Sie, ihn entsprechend zu verändern. Gelingt es Ihnen? Jetzt versuchen Sie den Übergang vom Gehen zum Laufen.

Positiver Effekt: *Das Stehen, Gehen und Laufen wieder bewusst spüren. Wer Bewegungen bewusst spürt, merkt, wie gut sie ihm tun.*

Neuronale Programmierung durch neuronale Karten

Alles, was wir erleben, wird von unserem Gehirn abgespeichert. Und jedes Mal, wenn wir irgendetwas tun, greift unser Gehirn vorab auf diesen Speicher zurück und überprüft – unbewusst oder bewusst – die bisherigen Erfahrungen. Erst nach diesem Check handeln wir dann tatsächlich. Die neuronale Grundlage für diese Verhaltensweise sind biochemisch entstandene und bestehende Netzwerke zwischen unseren Nervenzellen. Wir verhalten uns sehr streng im Rahmen der in diesen Netzwerken gespeicherten Erfahrungen.

Über einen kleinen Umweg ans Ziel

Mit der Produktion der positiven neuronalen Karten aber haben wir einen Weg gefunden, zu lernen, wie wir altes Verhalten ändern und neues Verhalten ermöglichen können. Indem wir unserem autobiografischen Gedächtnis bewusst positive neue Erfahrungen zukommen lassen und diese als neuronale Netzwerke gespeichert werden, holen wir uns über einen Umweg gewissermaßen selbst die Zustimmung unseres skeptischen Gedächtnisses zum neuen Verhalten. Indem wir den alten neuronalen Netzen eine neue Schicht an biochemischem Substrat aufstülpen, verlegen wir genau dieses Parkett, auf dem die neuen Tänze stattfinden können, ohne dass der Boden bricht.

Mehr Selbstbestimmung über das Unterbewusstsein

Mit den neuronalen Karten haben wir ein Stück Selbstbestimmung über unser Handeln gewonnen, gerade da, wo wir bisher nur sehr schwer an uns herankamen, nämlich im emotionalen, ja teilweise unbewussten Bereich unserer Person.
Genau in diesen Bereich gehören aber auch unser Ernährungs- und unser Bewegungsverhalten. Wir haben daher die berechtigte Hoffnung und Erwartung, mit den positiven neuronalen Karten besser zu essen, zu trinken und uns zu bewegen.

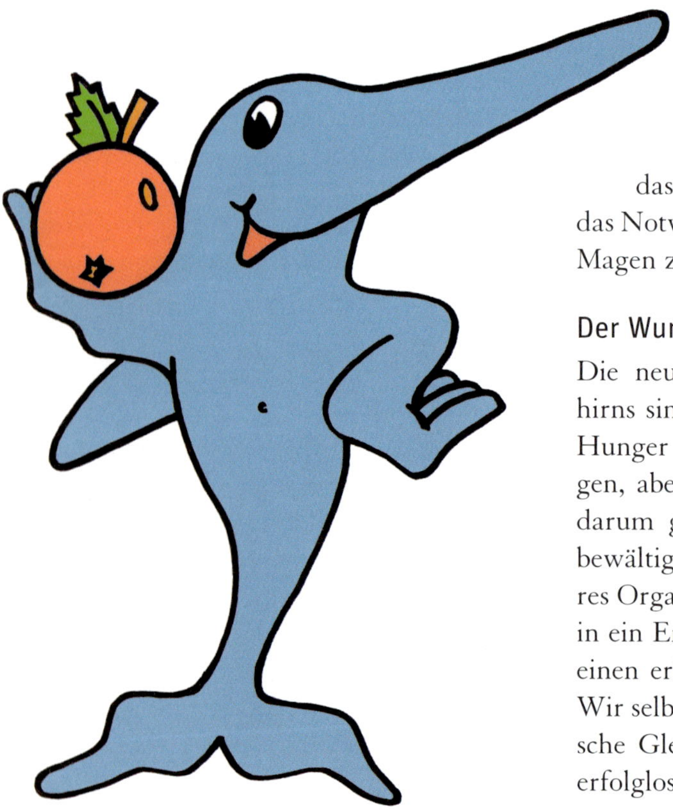

Körperbalance: so viel fahren wie tanken

In einem sehr wichtigen Punkt ist unser Gehirn für die heute bestehenden Lebensbedingungen vollkommen falsch programmiert. Wir müssen uns hier mit aller Kraft umprogrammieren, wozu ein enormer Aufwand an neuronalen Karten erforderlich ist. Der menschliche Körper wurde kein bisschen darauf vorbereitet, dass ihm einmal das Tanken leicht-, das Fahren dagegen schwerfallen könnte. Die Natur hat eine solche Situation über einen längeren Zeitraum noch nie erlebt. Alle energetischen Mechanismen des menschlichen Körpers sind entsprechend auch auf die genau umgekehrte Situation ausgerichtet, nämlich dass viel gefahren werden muss, um das Notwendige in den Tank, sprich in den Magen zu bekommen.

Der Wunsch abzunehmen

Die neuronalen Netzwerke unseres Gehirns sind unglaublich raffiniert, uns über Hunger und Hungersnöte hinwegzubringen, aber sie versagen komplett, wenn es darum geht, einen Energieüberschuss zu bewältigen. Die neuronalen Systeme unseres Organismus drängen uns immer weiter in ein Energieungleichgewicht hinein, was einen erheblichen Lebensschaden erzeugt. Wir selbst aber wünschen uns das energetische Gleichgewicht und drängen – meist erfolglos – auf entsprechende Handlungen.

Der Wunsch abzunehmen ist eine davon. Wir müssen uns diesen Sachverhalt messerscharf klarmachen, weil praktisch alle Erfolge zur Gewichtsreduktion davon abhängig sind, inwieweit wir in diesen Mechanismus des Energieüberhangs eingreifen können. Unser eigener Körper trägt stabile und sehr widerstandsfähige neuronale Programme in sich, die unter den heutigen Lebensverhältnissen naturgesetzlich einen Energieüberhang und damit ein systematisches Übergewicht erzeugen. Wir sind nicht in der Lage, diese Programme abzustellen. Im Grunde gehen wir in die Falle des Übergewichts wie die Fliegen in die des Lichts.

Keine Gewähr

In dieser Lage verfügen wir über eher wenige Gegenmittel. Eigentlich haben wir nur ein einziges Instrument zur Verfügung, dessen Wirksamkeit übrigens noch nicht einmal unbedingt gewährleistet ist. Es kann wirken, muss aber nicht.

Dieses Instrument ist die Produktion neuronaler Karten zur Herstellung des Energiegleichgewichts in unserem Organismus. Wir versuchen also nicht, die alten Energieprogramme des Körpers zu tilgen, weil das einen – nicht durchführbaren! – Eingriff in unsere Gene erfordern würde. Vielmehr erzeugen wir neue neuronale Energieprogramme als Verhaltensnetzwerke, in der Hoffnung, dass diese die alten Neuronennetzwerke kompensieren und überkompensieren können. Das führt zur positiven Verhaltensänderung.

Kollision zwischen Natur und Zivilisation

Es ist schon erstaunlich zu sehen, dass das so verbreitete Übergewicht in der modernen Gesellschaft im Prinzip immer noch als das Versagen des Einzelnen, als dessen Undiszipliniertheit und Willensschwäche gewertet wird. Tatsächlich aber ist es der sichtbare Ausdruck für eine gewaltige Kollision zwischen menschlicher Natur und zivilisatorischem Prozess, die die gesamte Gesellschaft herausfordert. Anscheinend wird dieses Dilemma noch nicht wirklich wahrgenommen.

Der Tank läuft über

Wie würden wir uns aufregen, wenn unser Öllieferant bei seiner nächsten Lieferung den Öltank im Keller überlaufen lassen würde und uns lächelnd erklärte, das mache nichts und geschehe überall. Bei unserem eigenen Körper geschieht das nicht nur einmal, sondern täglich, und die überflüssige Energie verbreitet sich unkontrolliert im gesamten eigenen »Körperhaus«. Wir merken das und sehen es.

Aber anstatt den leichtsinnigen Tankwart davonzujagen und das im Keller ausgelaufene Öl abzupumpen, bestellen wir den Energielieferanten täglich neu; und obwohl die Tanks längst voll sind, schüttet er weiterhin jede Menge Energie einfach in die Wohnräume hinein. Wir fordern ihn meist sogar noch auf, bloß nicht zu früh zu stoppen. Und das Verrückte ist: Der Tankwart sind wir selbst.

Die Warnlampen fehlen

Ich sage Ihnen das so drastisch, weil uns die eigene Natur in Bezug auf die Energieversorgung und die Energiebalance des menschlichen Körpers so krass im Stich lässt. Vor harmlosen Mäusen, Spinnen oder Schlangen warnt uns unser genetischer Gefahrenmelder auf eindringliche Weise, aber bei einem täglichen Tsunami an energetischer Überschwemmung leuchten keine roten Lampen auf, sondern es werden ökonomischer Erfolg und satte Zufriedenheit gemeldet. Der menschliche Körper wird durch Energieüberfluss an den äußersten Rand seiner genetischen Reaktionsbreite gedrückt, aber die biologische Art freut sich, weil sie immer noch auf die Gefahren des Hungers fixiert ist und für Überfluss keine Kontroll- und Warnleuchten kennt.

Bauen Sie eine Steuerung in Ihren Körper ein

Das Erste, was ein neues neuronales Programm der Energiebalancierung zu leisten hat, ist, die funktionale Verbindung von Energieaufnahme und Energieverbrauch aufzuklären. An der Tankanzeige Ihres Autos können Sie ganz genau ablesen, wie viele Liter Sie tanken müssen, um von hier nach dort fahren zu können. Aber haben Sie einmal überlegt, wie lange Sie rennen können, nachdem Sie eine Portion Spaghetti gegessen haben? Haben Sie ein einziges Mal beim Essen darüber nachgedacht, wie viel Energie Sie aufgenommen haben und für welche Strecke diese reicht? Die physiologische Verbindung von Energieaufnahme und Energieverbrauch ist in unserem Körper nicht geringer als beim Automobil, sondern größer und komplexer. Doch in unseren Sinnen und in unserem Bewusstsein ist sie völlig gekappt, praktisch nicht existent. Unser Körper hat hier einen ernsten Konstruktionsfehler, weil ihm komplett die Steuerungselektronik dafür fehlt, das Energiegleichgewicht herzustellen bzw. bei Ungleichgewicht korrigierend einzugreifen. Wir sind daher gezwungen, der Natur nachzuhelfen und – quasi ersatzweise – neuronale Leitungen zu legen und neuronale Netzwerke zur Steuerung der Energiebalance zu bilden.

Rechnung zum Energieumsatz

Dieser Aufgabe stellen wir uns jetzt. Zuerst werden die Energieumsätze Grundumsatz, Bewegungsumsatz und Gesamtumsatz berechnet. Die Berechnung der Umsätze scheint eine eher technische Aufgabe zu sein, aber sie ist auch von beachtlichem psychologischem Gehalt. Den meisten von uns fehlt komplett die Beziehung zwischen Aufnahme und Verbrauch der Kalorien. Sie sind dann überrascht, wie lange man rennen muss, um eine Portion Nudeln abzuarbeiten. Mit der Berechnung der Umsätze soll dieses psychisch-neuronale Verhältnis von Input und Output der Kalorien verdeutlicht werden. Wenn Sie verstehen, wie Sie verbrauchen, lernen Sie leichter, richtig zu essen.

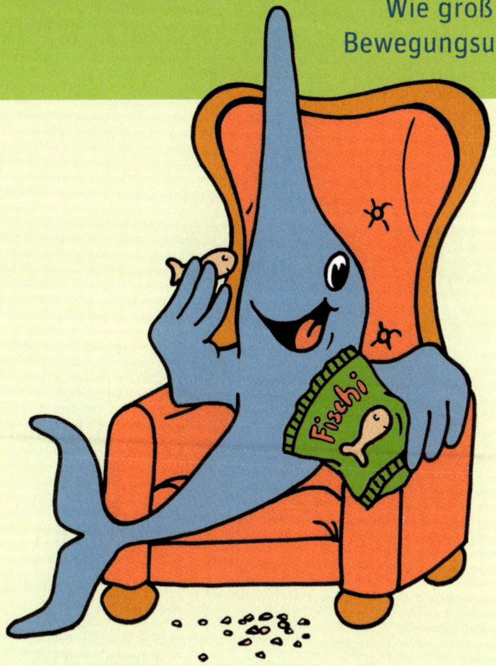

Wie groß ist mein Grundumsatz?

Wie groß ist mein Bewegungsumsatz?

Wie groß ist mein Gesamtumsatz?

1. Wie groß ist Ihr Grundumsatz?

Grundumsatz = Körpergewicht in kg x 24 = ________ x 24 = ________ kcal

2. Wie groß ist Ihr Bewegungsumsatz?

a. bei ausschließlich sitzender Tätigkeit mit wenig oder keiner Bewegung
   Bewegungsumsatz = Grundumsatz x 0,35
   ________ x 0,35 = ________ kcal

b. mit täglich zusätzlich 30 bis 60 min sportlicher Aktivität, 4 bis 5-mal pro Woche
   Bewegungsumsatz = Grundumsatz x 0,5
   ________ x 0,5 = ________ kcal

3. Wie groß ist Ihr Gesamtumsatz?

Gesamtumsatz = Grundumsatz + Bewegungsumsatz

Gesamtumsatz
a. = ________ + ________ = ________ kcal

Gesamtumsatz
b. = ________ + ________ = ________ kcal

Achtung: Die Berechnung der Energieumsätze ist vereinfacht, Ihre persönlichen Werte können abhängig von Alter, Körpergröße, Geschlecht und der eigenen Stoffwechselsituation etwas abweichen. Als Orientierung sind die Werte aber geeignet.

Machen Sie mit! Denken Sie sich neuronale Karten aus

So, jetzt haben Sie zu tun. Und denken Sie daran: Verstehen reicht nicht, auf das Umsetzen und Handeln kommt es an.
Das können Sie bei der neuronalen Karte auf dieser Seite sehen, die am Beispiel Schokolade zeigt, wie lange Sie laufen müssen, um die aufgenommene Energie zu verbrauchen. Dabei ist es wichtig, dass Sie wirklich **mitmachen**, anstatt die Aufgabe nur im Kopf durchzugehen. Sie sollen ein Gefühl für die Aufnahme-Verbrauch-Rechnung bekommen.

Was reinkommt, muss wieder raus

Die Bilanz der Schokokarte hat eine schlechte und eine gute Botschaft. Die schlechte ist, dass Sie ganz schön lange laufen müssen, um nach einer so kleinen Portion Nahrung das Energiegleichgewicht wiederherzustellen. Die gute ist, dass Sie es aber durch Bewegung wiederherstellen können. Man hat schnell viele Kalorien drin. Aber immerhin bekommt man sie mit Bewegung auch wieder los. Vor allem muss man ein Gefühl dafür entwickeln, was rausmuss für das, was reinkam. Nicht nur bei Schokolade.
Üben Sie diese neuronale Karte auch mit anderen Lebensmitteln, z. B. einer Erdnuss (20 kcal), einer Limonade (ca. 400 kcal), einer Bratwurst (ca. 600 kcal), einer Pizza (ca. 800 kcal) usw. – Sie stellen fest, dass man ganz schön strampeln muss, bis die Pizza weg ist.

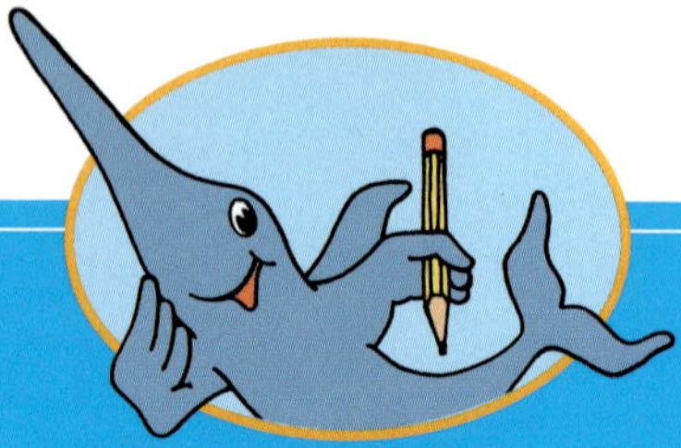

Die Schokolade

Kaufen Sie eine normale (100 g) Tafel Schokolade. Essen Sie ein Drittel, die Hälfte oder die ganze Tafel auf.
Jetzt geht's ans Abarbeiten. Für ein Drittel der Tafel sind es 200 kcal, für die halbe Tafel 300 kcal und für die ganze Tafel 600 kcal, die Sie jetzt in Bewegung bringen müssen. Nehmen wir das Beispiel forciertes Walken oder Nordic Walking: Die drittel Tafel ist nach ca. 15 bis 20 Minuten, die halbe nach ca. 30 bis 40 und die ganze Tafel nach ca. 45 bis 60 Minuten verbraucht. Hatten Sie damit gerechnet oder sind Sie überrascht?
***Positiver Effekt:** Sie stellen eine Beziehung zwischen Aufnahme und Verbrauch von Energie her. Die Erfahrung, dass Sie ordentlich tanken können, wenn Sie danach auch genügend fahren.*

Wie beeinflusse ich meinen Grundumsatz?

Der Grundumsatz beträgt 60 bis 70 Prozent des Gesamtumsatzes. Er sollte nicht über 60 Prozent des Gesamtumsatzes liegen, aber durch den rasanten Rückgang

des Bewegungsumsatzes wird der Anteil des Grundumsatzes immer größer.
Auf den Grundumsatz haben Sie willentlich keinen sehr großen Einfluss. Er entsteht vor allem durch Umwandlung in thermische Energie für Ihre Körpertemperatur, durch Energieverbrauch im Gehirn, in den Nerven und bei der Verdauung sowie durch muskulären Energieaufwand für Herz, Lungen und Kreislauf.

Kleine Einflüsse sind möglich

Sie sollten aber lernen, auch die Größe des Grundumsatzes positiv zu beeinflussen. Dies ist um zehn bis 20 Prozent möglich, d. h. bei angenommenen 1500 Kilokalorien Grundumsatz können Sie ihn um 150 bis 300 Kilokalorien erhöhen: durch Erhöhung der Stoffwechselaktivität. Hauptsächlich also durch mehr Bewegung. Wenn Sie z. B. eine Stunde Krafttraining betreiben, wirkt noch stundenlang ein »Nachbrenner« und es besteht ein erhöhtes Stoffwechselniveau.
Man kann den Grundumsatz auch über die Ernährungsweise, die Verdauung und die hormonelle Körpersteuerung beeinflussen. Allerdings sollten Sie sich bei diesem Weg vorher über mögliche Risiken persönlich mit Ihrem Arzt beraten.
Den einfachsten und sichersten Einfluss auf den Grundumsatz hat also die Erhöhung bzw. Senkung des Bewegungsumsatzes. Der Grundumsatz ist jeweils mit mehr als zehn Prozent dabei. Daher: Konzentrieren Sie sich auf die Erhöhung des Bewegungsumsatzes.

Wie beeinflusse ich meinen Bewegungsumsatz?

Und wie erhöhen Sie Ihren Bewegungsumsatz? Die Antwort ist trivial: durch alle Formen von Bewegung, die muskuläre Arbeit mit sich bringen. Wenn Sie Ihren Bewegungsumsatz verändern, d. h. entsprechende neuronale Veränderungen herbeiführen möchten, kommt es auf zwei Dinge an. Erstens auf den sinnlichen Nachvollzug, dass sich Ihr Bewegungsumsatz in den letzten Jahren fast halbiert hat und damit weit unterhalb der kritischen Schwelle liegt. Zweitens auf das Verhaltensziel, den Bewegungsumsatz markant zu steigern.

Wie steht's um Ihren persönlichen Bewegungsumsatz?

Prüfen Sie, ob sich Ihr Bewegungsumsatz in letzter Zeit massiv verkleinert hat. Liegen Sie auch im Bereich einer Halbierung? Fragen sie sich auch, wie es geschehen konnte, dass Sie diese drastische Senkung fast nicht bemerkt haben? Sind Ihre Muskeln geschrumpft? Und jetzt wird's ernst. Wie können Sie Ihren Bewegungsumsatz wieder massiv erhöhen? Es geht noch nicht um die Auswahl einzelner Bewegungsarten, sondern um die sinnliche Vorbereitung Ihres Körpers auf mehr Aktivität. Der markante Verlust der Bewegung verlief fast unbemerkt, aber ihre Rückkehr erfolgt nicht von selbst, sondern durch Bereitstellung von Zeit und Interesse.

Wie viel darf ich jeden Tag essen und trinken?

Sie werden überrascht sein, es ist eine ganze Menge. Das liegt daran, dass der Grundumsatz so hoch ist. Wenn wir die ganzen Kalorien abstrampeln müssten, wären wir auf verlorenem Boden. Aber das meiste verbraucht glücklicherweise der Grundumsatz. Daran ist aber auch ganz klar zu erkennen, dass Sie Ihren Bewegungsumsatz, d.h. die einzig direkt beeinflussbare Größe, unbedingt hochfahren sollten.

Machen Sie diese Übung und wiederholen Sie sie monatlich:

1. Wie hoch ist mein Gesamtumsatz? ______________ kcal
   (Den haben Sie auf Seite 75 berechnet.)
2. Wie groß waren heute meine Nahrungsinputs?
   (Tragen Sie die Werte ehrlich und großzügig ein. Lassen Sie sich helfen.)
   Beim Frühstück etwa ______________ kcal
   Beim Mittagessen etwa ______________ kcal
   Beim Abendessen etwa ______________ kcal
   Getränke Frühstück etwa ______________ kcal
   Getränke Mittagessen etwa ______________ kcal
   Getränke Abendessen etwa ______________ kcal
   Essen zwischendurch etwa ______________ kcal
   Getränke zwischendurch etwa ______________ kcal
   Getränke abends etwa ______________ kcal
   Abends beim Fernsehen etwa ______________ kcal
   Was habe ich vergessen? ______________ kcal
   Was habe ich verdrängt? ______________ kcal

   Zusammen sind das: ______________ kcal
3. Wie groß ist mein Kalorienüberhang,
   also Nahrungsinput minus Grundumsatz? __________ kcal

Vorsicht: Nicht schummeln! Viele verrechnen sich zu ihren Gunsten. Zur exakten Berechnung der Nahrungsinputs sind genaue Protokolle nötig.

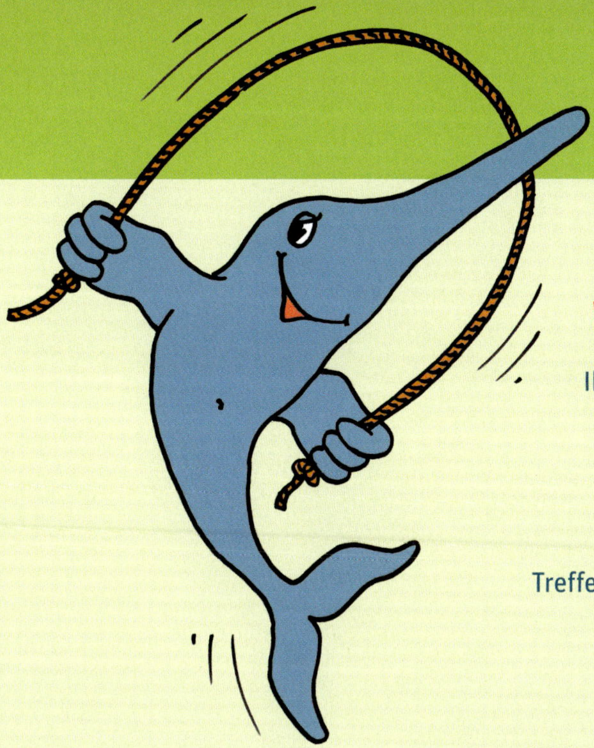

Wie beseitige ich meinen TÜ?

Ihren TÜ haben Sie schon früher berechnet und in die Schwertfisch-Tabelle (vgl. Seite 28) eingetragen. Mit dieser Übung sollen Sie sich den TÜ in einen Anteil mit mehr Bewegung und in einen Anteil geeigneter Kalorienaufnahme aufteilen. Treffen Sie jetzt eine emotionale Entscheidung!

Tragen Sie hier noch einmal Ihren TÜ ein:

Mein TÜ beträgt ______________________ kcal.

Wenn Ihr TÜ über 500 Kilokalorien liegt, sollten Sie nicht mit mehr als 300 bis 500 Kilokalorien an täglichem Abbau beginnen, weil es sonst für den Anfang zu viel wäre.

Sie haben zwei Möglichkeiten zum Abbau Ihres TÜ: Weniger Kalorienaufnahme oder mehr Bewegung. Entscheiden Sie aus dem Bauch heraus und tragen Sie die Werte ein.

Am besten teilen Sie Ihren TÜ auf beide Komponenten auf.

Durch **mehr Bewegung** möchte ich ______________ kcal abbauen.

Durch **weniger Kalorien** möchte ich ______________ kcal abbauen.

Mit einem TÜ = 0 erwarte ich eine langsame Gewichtsreduktion. Wenn ich schneller abnehmen will, versuche ich vorsichtig den Bereich TÜ < 0 zu erreichen, entweder durch Erhöhung der Bewegung oder durch Senkung der Kalorien oder durch beides.

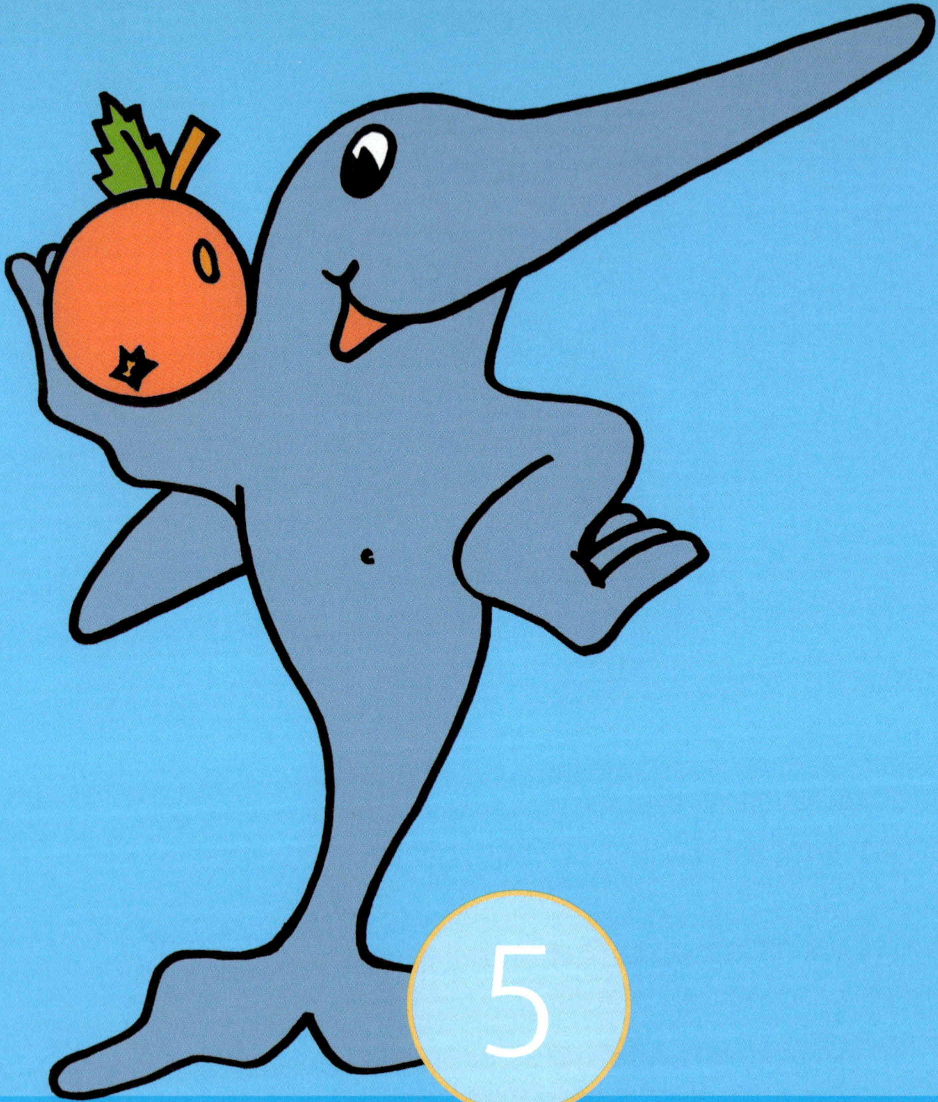

5

Gut essen statt hungern

mit den neuronalen Karten

Besser essen und trinken durch neuronale Programmierung

Nach dem autobiografischen Gedächtnis und den neuronalen Karten beschäftigen wir uns in diesem Kapitel mit dem **Essen und Trinken**. Lernen Sie, zu genießen und damit **langfristig** Ihr Ess- und Trinkverhalten zu verändern.

Drei massive Barrieren hindern uns daran, unser Ess- und Trinkverhalten zu ändern.

Das genetische Erbe

Erstens besitzen wir ein genetisches Erbe, das uns drängt, viel zu essen, wenn sich gerade die Möglichkeit dazu bietet, um Reserven für die nächste Hungerphase zu haben.

Die emotionale Verstärkung

Zweitens haben Ess- und Trinkgewohnheiten quasigenetische Stärke, d. h. sie sind so kräftig in unseren Verhaltensmodus emotional eingeprägt, dass wir sie nicht einfach abstellen können.

Die moderne Gesellschaft

Drittens kommt durch die technologisch-ökonomischen Leistungen der modernen Gesellschaft hinzu, dass wir hinsichtlich der Nahrungsmittel praktisch alles überall, zu jeder Zeit, in jeder Menge und preiswert bekommen können. Der permanenten Sättigung »alter« Triebe durch neuen Nahrungsreichtum steht nichts im Wege, und wir machen weidlich Gebrauch davon. Es kommt aber noch ein weiterer Aspekt dazu.

Essen ist wie Sex, aber einfacher zu bekommen

Essen und Trinken sind fast immer mit einem starken Lustgewinn verbunden. Der normale physiologische Ablauf wäre nun, dass sich über den Hunger das Bedürfnis nach Nahrungsaufnahme und Sättigung meldet, und folglich durch Essen und Trinken der Lustgewinn und die Befriedigung rasch eintreten. Das wäre ja auch in Ordnung so. Doch das Bemerkenswerte ist: Wir müssen gar keinen Hunger haben, um uns nach Lustbefriedigung zu sehnen. An die Stelle des physiologischen Hungers nach Nahrung tritt ein psychologischer Hunger nach Lust. Wir können diesen Hunger auf Lust mit Essen und Trinken einfach und effizient befriedigen.

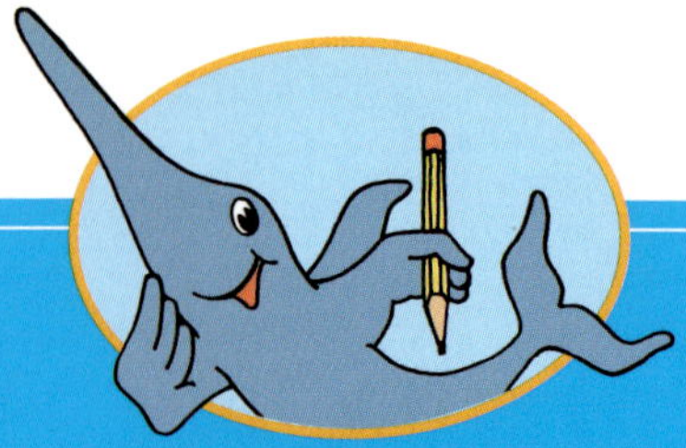

Wirklich satt

Erzeugen Sie durch bewusste Handlung Hunger und Durst, etwa durch eine längere Wanderung. Gehen Sie – im Rahmen Ihrer Kondition – so lange spazieren, walken, joggen oder radeln, bis Sie richtig hungrig und durstig sind. Dann essen und trinken Sie aus voller Lust und Laune. Genießen Sie es, satt zu sein. Sie haben die vier körperlichen Elementargefühle wiedergefunden.

Positiver Effekt: *Bringen Sie mehr Sinnliches – bezogen auf das Körpergefühl – in Ihr Leben. Ihr Körper »merkt« seine Bedürfnisse wieder und Sie haben mehr von ihm.*

Die Parallele zur sexuellen Trieb- und Lustbefriedigung ist offensichtlich – beide Triebe wollen am liebsten auf der Stelle befriedigt werden. In einem Punkt unterscheiden sie sich jedoch erheblich: Der Aufwand zur sexuellen Stillung eines starken emotionalen Bedürfnisses ist ungleich größer als jener beim Essen und Trinken. Vor allem hat man beim Essen das Glücksinstrument selbst in der Hand. Man geht zum Kühlschrank, greift zur Schokolade oder zur Flasche und erreicht schon bald satte Zufriedenheit.

Intensive, ja triebhafte Bedürfnisse unserer Psyche können wir physisch durch rasche Nahrungsaufnahme stillen. Das Entscheidende daran ist, dass wir gar nicht auf den echten Hunger warten müssen, um durch Nahrungsaufnahme zu wirklichen Zufriedenheits- und Glückszuständen zu kommen. Das sofortige Essen und Trinken verschafft uns ein schnelles psychisches Wohlbefinden.

Warum essen und trinken wir gerne ohne Hunger?

Wenn wir alle nur dann Nahrung aufnehmen würden, wenn wir wirklichen Hunger hätten, gäbe es kaum Übergewichtige. Aber weil wir uns mit Essen und Trinken völlig unabhängig vom Hunger zufrieden und glücklich machen können, kommt es zu dieser verhängnisvollen Verbindung von Glücks- und Gewichtsproduktion. Und weil dieses Glück preiswert an jeder Straßenecke, in jedem Kühlschrank und von morgens bis abends bei vielen Gelegenheiten angeboten wird, greifen wir zu. Wir machen uns zufrieden und gleichzeitig leider auch dick.

Wir müssen dieser Tatsache glasklar ins Auge schauen. Es gibt eine sehr gute Begründung, jenseits des Hungers jede Menge zu essen und zu trinken. Unser Körper gibt uns dafür etwas, was sonst nur schwer zu bekommen ist. Die selbst verschaffte Befriedigung, das Wohlbefinden und das Glück verursachen allerdings einen beachtlichen Kollateralschaden. Wir nehmen jenseits der physiologischen Notwendigkeit unentwegt Kalorien auf, die zwar die Seele, nicht aber der Körper braucht. Und sie lagern sich im Körper ein. Oft entsteht ein Circulus vitiosus, ein Teufelskreis: Weil der Körper immer mehr zunimmt, nehmen Selbstsicherheit und Zufriedenheit immer mehr ab. Als Folge braucht man seine Dosis Glück in immer kürzeren Abständen und immer höheren Dosierungen. Essen wird zur Sucht.

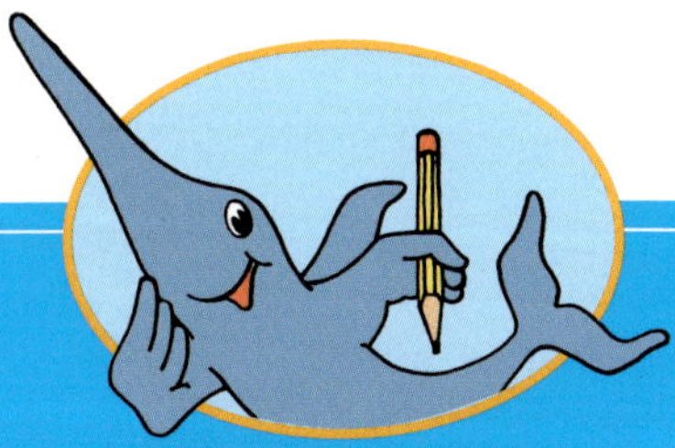

Essen essen

Entscheiden Sie sich für »Slow Food«. Setzen Sie Ihre Zähne ein, und mit der Langsamkeit des Essens kommt der Geschmack zurück. Sie entdecken verloren gegangene Nahrungssinne wieder. Esskultur ist das Gegenteil des Tankens in der Formel eins. Dort möglichst viel in möglichst kurzer Zeit. Hier möglichst lange mit vollem Genuss und vielen Sinnen.

Positiver Effekt: *Statt automatisiert zu essen erlernen Sie bewusstes Essen. Langsamer essen bedeutet einen längeren Genuss.*

Die Folgen von Nahrungskontrolle und Kalorienreduktion

Jetzt stellen Sie sich vor, es käme ein Ernährungs- und Gesundheitsberater an und würde Ihnen zur konsequenten Nahrungskontrolle und Kalorienreduktion raten. Was rät er tatsächlich? Er rät Ihnen vom Glück ab bzw. von der Möglichkeit, dass Sie es sich selbst besorgen. Wenn Sie seinen Rat auch noch ernst nehmen, haben Sie ein neues Problem, größer als das alte. Sie reduzieren mit den Kalorien nicht nur Ihre Zufriedenheit, sondern versperren sich auch die Wege zu einem ausgeglichenen, glücklichen Dasein. Letztlich verbieten Sie sich eine fundamentale Trieb befriedigung mit der Folge, dass sich diese unterdrückten Triebe wie Kobolde in Ihnen herumtreiben und mit ihrem Spuk nicht aufhören, bis sie Ihre Vorsätze und Ihren Willen zur Strecke gebracht, d. h. Sie zum Rückfall ins – vielleicht noch verstärkte – Essen und Trinken gezwungen haben.

Glück darf man niemals verbieten!

Die Unterdrückung sexueller Triebe zeigt, dass damit die Probleme keinesfalls beseitigt sind, sondern – im Gegenteil – erst richtig beginnen. Bei den »Nahrungstrieben« ist es nicht anders. Der unterdrückte »Nahrungstrieb« drückt nicht nur auf den Magen, sondern auch derart aufs Gemüt, dass die schnellstmögliche Rückkehr an die Töpfe und Pullen wie eine Erlösung von den Qualen erscheint.

Essen und Trinken besser im Griff mit dem Schwertfisch

Wie groß die Schwierigkeiten sind, Essen und Trinken zu kontrollieren, dürfte Ihnen schon aus eigener Erfahrung klar sein. Die unendliche Geschichte des millionenfachen Scheiterns unterstreicht dies zusätzlich. Deshalb erfahren Sie jetzt, warum Sie mit dem Schwertfisch-Konzept besser fahren: Das Ziel ist machbar, Sie lernen langsam und dauerhaft zu essen und zu trinken, Sie setzen Ihre Gefühle und weniger Ihren Verstand ein. Diese drei entscheidenden Punkte lernen Sie zusammen und gleichzeitig umzusetzen. Selbstverständlich ist es möglich, Ess- und Trinkverhalten zu verändern, aber es funktioniert anders, als die meisten Menschen und auch viele Wissenschaftler denken. Der größte und der am weitesten verbreitete Fehler ist, einen Faktor herauszugreifen und mit ihm alles erreichen zu wollen. Tatsächlich ähnelt eine Ernährungsumstellung eher jenem chinesischen Akrobatenstück, bei dem sieben Teller zugleich durch die Luft gewirbelt werden.

250 Kilokalorien weniger ist nicht viel

Wenn Sie eine Umsatzkorrektur von täglich 500 Kilokalorien anstreben und der Nahrungsanteil dabei 250 Kilokalorien beträgt, dann scheint das wirklich nicht viel zu sein: gerade mal ein Croissant oder ein Becher Joghurt. Eine Kleinigkeit, so scheint es. Das Ziel von täglich 250 Kilokalorien weniger in der Ernährung ist in der Tat realistisch gesetzt. Sie werden das hinbekommen. Auch ich selbst schaffe es übrigens seit einigen Jahren. Trotzdem: Wenn Sie meinen, diese Kalorienreduzierung sei eine Lappalie und würde quasi von selbst gehen, dann täuschen Sie sich.

Verzicht auf Essen ist eine Strafe

Wenn Sie sich vornehmen, auf 250 Kilokalorien zu verzichten, dann werden auch Sie scheitern. Weil es in dieser Form eine Bestrafung Ihrer Sinne wäre, gegen die

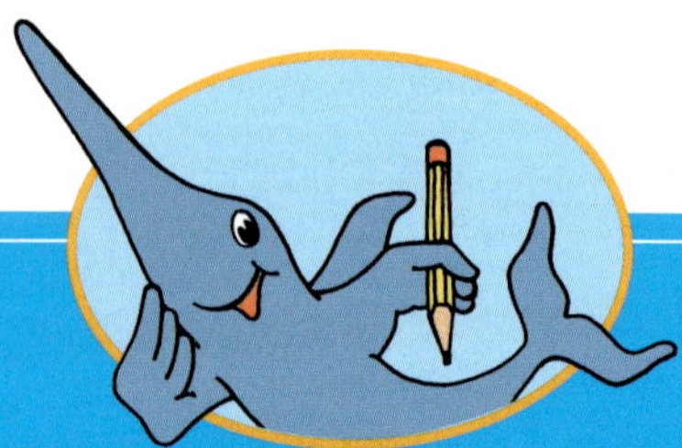

Frühstück

Machen Sie sich ein gutes Müsli mit wenigen Cornflakes etc., aber mit viel Obst, Trockenobst und Nüssen. Das sättigt und lässt den Tag gut beginnen.
Positiver Effekt: *Raus aus alten Gewohnheiten, rein in besseres Verhalten, gerade zu Beginn des Tages. Wenn Sie den Tag so gut beginnen, endet er auch gut.*

sich diese wehren. Jeder Verzicht erzeugt noch mehr Gelüste. Das Ergebnis ist dann, dass Sie zwar auf ein Croissant oder einen Joghurt verzichten, dafür aber doppelt so viel Brot oder Nudeln essen. Statt weniger essen Sie in Wirklichkeit mehr.

Wie klappt es mit dem Verzicht?

Verzichten funktioniert nur, wenn Sie stark bedroht sind. Ein Freund von mir war starker Raucher. Er wollte, aber konnte nicht aufhören. Dann bekam er einen Herzinfarkt und zusätzlich eine schlechte Prognose der Heilung, wenn er nicht … Da hat es von einem Tag zum anderen geklappt.

Aus dieser Geschichte lässt sich eine klare Logik ableiten: Das vorsorgliche Drohen wirkt nicht oder nur kurz. Es wäre also sinnlos, Sie zuerst für krank zu erklären, damit Sie es dann schaffen, 250 Kilokalorien einzusparen. Das funktioniert so nicht, weil Sie nicht krank sind und die pure Drohung Sie nicht zum Verzichten bringt. Verzicht ist ein falscher Weg.

Oder wie wäre es damit: Eine Weile hungern, dann ist es gut … Das klingt logisch, aber physio-logisch ist diese Annahme falsch. Alles, was Sie sich kurzfristig weghungern, holt sich Ihr Körper schon nach wenigen Wochen wieder zurück. Hungern ist eine Strafaktion und eine Bedrohung. Gegen beides wehrt sich Ihr Körper mit Händen und Füßen, mit baldigen Essattacken und Trinkgelagen.

Hungern ist eine absolut falsche Strategie zum Abnehmen, weil es einem kurzfristig erzwungenen Erfolg eine garantierte Niederlage beschert. Und weil ein jahrelanges Hungern physiologisch und psychisch niemals ohne Schaden durchzustehen ist.

Viel essen mit weniger Kalorien

Eine entscheidende Komponente bei der Lösung des modernen Essproblems ist sicher die Tatsache, dass Nahrungsmenge und Kalorienmenge heute häufig nicht im richtigen Verhältnis zueinander stehen, d.h. die gleiche Nahrungsquantität kann sehr unterschiedliche Kalorienmengen enthalten. Da unser Problem nicht ist, dass

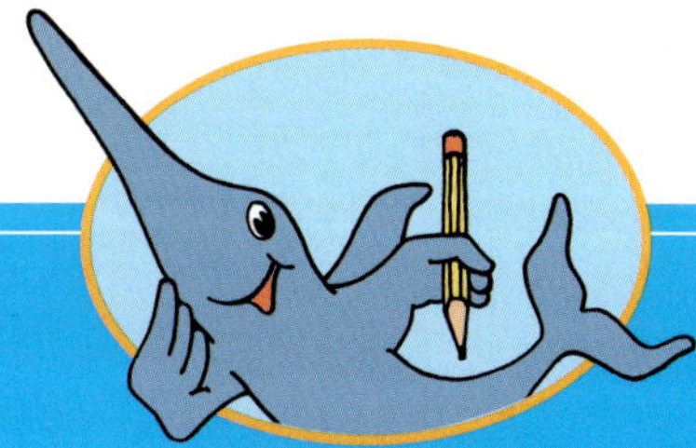

Belohnung

Suchen Sie sich Alternativen, wenn Sie auf Nahrungsmittel Lust haben, von denen Sie wissen, dass Sie sie eigentlich nicht essen möchten. Belohnen Sie sich mit einer besseren Alternative. Statt Bratwurst mit Pommes eine Portion Scampi oder mageren Parmaschinken mit Melone.

Positiver Effekt: *Sie lernen, im entscheidenden Moment ein neues Programm einzulegen. Sie empfinden sich auf diese Weise freier und selbstbewusster. Sie gestalten Ihr Leben, nicht andere.*

wir zu viel essen, sondern dass wir zu viele Kalorien aufnehmen, bietet sich hier ein strategischer Weg an. Ein Kilo Fett hat die doppelte Zahl an Kalorien wie ein Kilo Kohlenhydrate. Wenn man jetzt noch bedenkt, dass Obst und Gemüse einen besonders hohen Anteil an Wasser und Ballaststoffen haben, dann ist leicht erkennbar, dass eine Mahlzeit aus Salat, Gemüse oder Obst nur einen Bruchteil an Kalorien eines Grillessens mit fettem Fleisch aufweist. Immerhin können wir damit festhalten, dass man sich durchaus satt essen kann, ohne einen Kalorienüberhang zu haben.

Wir müssen also nicht zwangsläufig hungern und verzichten, wenn wir uns satt essen wollen. Das ist doch ein Trost. Falls Sie doch mal der Heißhunger überfallen sollte, suchen Sie nach kalorienärmeren, aber ebenso leckeren, am besten noch schmackhafteren Alternativen.

Schmeckt das Essen mit wenigen Kalorien?

Natürlich findet man immer ein Haar in der Suppe. Unsere Essgewohnheiten machen das einfache Spiel, strikt auf kalorienarme Kost umzusteigen, nicht ohne Weiteres mit. Wir essen gerne Fettiges, weil es sättigt, besonders viel Geschmack enthält, Reserven bildet und daher von der Evolution begünstigt wurde.

Interessant sind auch die Essgewohnheiten, wenn es sich um explizit kalorienarme Produkte handelt. Mehrere Studien zeigen, dass von als kalorienarm beworbenen Produkten systematisch mehr gegessen wird, als ob es quasi eine Erlaubnis dafür gäbe. Das muss man in diesem Zusammenhang bedenken.

Dennoch: Kalorienreduziertes Essen ist als langfristige Strategie der Ernährung eine sehr günstige Alternative und allen kurzfristigen Hunger- und Verzichtstrategien vorzuziehen. Eigentlich ist es sogar der einzige Weg, der uns modernen Menschen übrig bleibt. Wenn wir uns erstens satt essen wollen, zweitens auf gute Nahrungsqualität Wert legen und drittens dabei täglich wegen der Übergewichtsgefahr nicht zu viele Kalorien aufnehmen wollen, dann kommen wir an kalorienreduzierter Kost nicht vorbei. Das ist wie ein Naturgesetz.

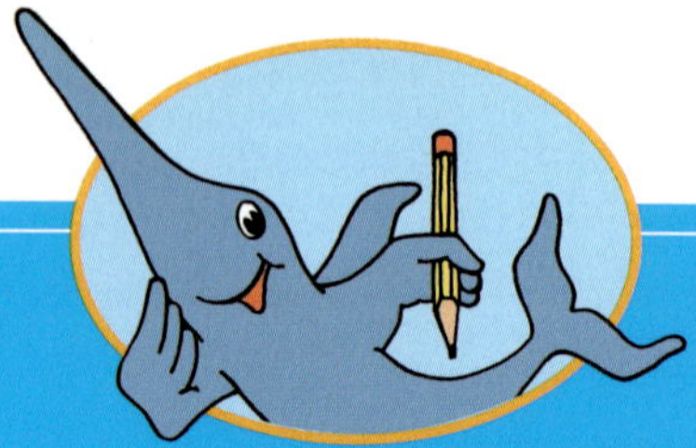

Ich esse, was ich will!

Lernen Sie das Ja-Sagen und das Nein-Sagen. Üben Sie es. Immer und immer wieder. Ich behaupte: Wenn Sie strikt essen und trinken, was Sie wirklich wollen, und alles andere ablehnen, haben Sie eine Nahrungsumstellung zum Besseren schon geschafft.

Positiver Effekt: *Sie »werden nicht gegessen«, sondern essen selbstbewusst. Du bist, was du isst. Auf dich kommt es an.*

Es schmeckt!

Die Botschaft »Es schmeckt« ist ja schließlich keine Strafe, im Gegenteil. Sie bietet ein ganzes Reich wunderbarer Lebensmittel und großartiger Esskultur an. Wir müssen nicht darben, uns einschränken oder den Appetit am Essen verlieren, sondern wir können aus besten Nahrungsmitteln unsere Favoriten auswählen und eine hohe Kultur das Essens und Trinkens überhaupt erst entwickeln.

Ihre Körperbalance bei bester Ess- und Trinkkultur

Ich will mit Ihnen jetzt drei zentrale Fragen klären:

- Welche Nahrungsmittel können Sie mit gutem Gewissen kaufen und essen?
- Wie können Sie Ihre Ernährung erfolgreich umstellen?
- Wie verhindern Sie den Rückfall in alte Gewohnheiten?

Zu empfehlen: Gemüse, Salat und Obst

Die Ernährungsempfehlungen im Schwertfisch-Konzept beruhen auf der »GSO-first-Strategie«. Das bedeutet in Bezug auf die Wahl Ihrer Nahrungsmittel: **G**emüse, **S**alate und **O**bst, vorrangig. Dieser Vorschlag ist natürlich sehr plausibel, denn alle drei Nahrungskomponenten sind hinsichtlich ihrer Kaloriendichte äußerst günstig und noch dazu gesund – vor allem, wenn Sie beim Kauf auf gute Qualität achten. Bei eher großer Nahrungsmasse werden eher kleine Kalorienmengen aufgenommen. Also geradezu ein Idealfall und auch bei den heutigen vielseitigen Angeboten an gutem Obst, Salat und Gemüse in der täglichen Praxis sehr gut realisierbar. Ist das die Lösung aller Probleme?

Leider nein. Der beschriebene Sachverhalt stimmt zwar, aber die meisten Menschen halten sich nicht daran. Eine derartige Spezialisierung auf Gemüse, Salat und Obst wird zumindest bislang noch nicht akzeptiert. Die nahrungsphysiologischen Gründe dafür könnten darin liegen, dass man erstens nach einer solchen Mahlzeit zu schnell wieder Hunger bekommt, zweitens darin, dass die alte Gewohnheit der Deutschen, Fleisch, Nudeln, Kartoffeln und Brot zu verzehren, nicht kleinzukriegen ist.

Die »GSO-first-Strategie«

Dennoch ist die »GSO-first-Strategie« richtig und sollte nach allen Möglichkeiten gefördert werden. Die Märkte für diese Produkte sind exzellent, die Preise annehmbar, die Qualität meist ausgezeichnet, und nur Banausen können Mahlzeiten aus diesen Produkten nicht würdigen. Man kann es auf einen einfachen Nenner bringen: Mahlzeiten mit dem Schwerpunkt Gemüse, Salat und Obst sind nicht nur gut und vollwertig, sie würden auch mit einem Schlag unser gesamtes modernes Überernährungsproblem lösen. Ich kann Ihnen also aus voller Überzeugung raten, für sich die »GSO-first-Strategie« anzuwenden. Wenn Sie sich erst einmal dafür entschieden haben, sind die praktischen Schritte eher einfach: Gut einkaufen, gut kochen und – guten Appetit!

So klappt es mit der Umstellung

Ich empfehle Ihnen die GSO-first-Strategie, also die Umstellung auf Gemüse, Salate und Obst in erster Linie und auf gute Proteine in zweiter. Bei Brot, Nudeln, Kartoffeln und Reis empfehle ich Ihnen eher Zurückhaltung. Warum? Es ist unbestritten, dass Gemüse, Salat und Obst gute Nahrungsmittel mit eher geringem Kalorienanteil sind. Es ist mehr die Frage, ob damit die gewünschte Umstellung gelingt. Gedünstetes Gemüse oder fein angerichtete Salate schmecken auf jeden Fall lecker. Ein Problem ist aber, dass viele nach einem solchen Essen bald wieder Hunger verspüren. Die Folge ist, dass häufig viel Nudeln, Kartoffeln, Brot oder Reis dazugenommen werden. Und vielleicht noch ein Stück Fleisch. Dann hat man die GSONKBRF-Strategie gewählt und viel zu viel gegessen. Kombinieren Sie GSO zunächst mit magerem Fleisch oder Fisch. Das passt zusammen, kommt unseren Gewohnheiten entgegen und sättigt länger, als wenn Sie nur Obst und Gemüse essen. Der Anteil der kalorienstarken Kohlenhydrate ist dann deutlich gesenkt (Nudeln etc).

> ### Langsam umstellen
> **Führen Sie einige Tage** ein mit GSO-first und einer mäßigen Portion an Fisch oder magerem Fleisch. Wenn es Ihnen bekommt, machen Sie weiter. Es könnte eine gute Gewohnheit werden.

Fleisch oder Nudeln? Die Kontroverse

Auch im Rahmen der GSO-first-Strategie ist es natürlich nicht verboten, Fleisch, Fisch, Nudeln, Reis, Kartoffeln oder Brot zu essen. Sie sollten sich allerdings mit fettem Fleisch und allen Kohlenhydraten eher zurückhalten, bei Fisch und magerem Fleisch dürfen Sie etwas mehr zulangen.

Verwirrend sind heute häufig die unterschiedlichen Ernährungstheorien, die Wissenschaftler und Diät-Päpste in immer neuen Variationen veröffentlichen. So wird in diesen Tagen eine wilde Schlacht zwischen den Anhängern von Proteinen und denen von Kohlenhydraten geschlagen. In Deutschland hat man die Kohlenhydrate (Nudeln, Kartoffeln, Reis, Brot) sehr lange favorisiert und ihnen einen Anteil von bis zu 60 Prozent an der täglichen Nahrung zugebilligt. Dagegen laufen einige Ernährungswissenschaftler, insbesondere auch aus den USA, geradezu Sturm. Sie machen diesen hohen Anteil der Kohlenhydrate für Gesundheitsrisiken und Erkrankungen verantwortlich, insbesondere für Stoffwechselstörungen im

Bereich des Zucker- und Insulinstoffwechsels und in deren Folge für Herz-, Arterien- und Diabeteserkrankungen. Ich will nicht leugnen, dass für dafür anfällige Menschen tatsächlich solche Risiken bestehen und daher eine sehr kohlenhydratreiche Kost für diesen Personenkreis nicht zu empfehlen ist. Gleichzeitig ist diese Diskussion aber auch absurd.

Warum? Die Kontroverse Fleisch oder Nudeln ergibt nur Sinn im Zusammenhang mit den Menschen, die täglich im Energieüberhang leben. Anstatt die Vorzüge des kleineren Übels anzupreisen, sollte doch besser das Übel ganz beseitigt werden. Das aber ist der Energieüberschuss selbst. Er muss – wie im Schwertfisch-Konzept praktiziert – vorrangig beseitigt werden. Und dann ist die Entscheidung für Fleisch oder Nudeln sekundär.

Vorsicht Fett! Hier gibt es keine Kompromisse

Sie können sich weniger Fett in der Nahrung leisten. Eine ausreichende Reserve tragen Sie ja schon mit sich herum. Für Notzeiten sind Sie bestens gewappnet. Stellen Sie sich also auf Normalzeiten ein. Fettmengen runter, Qualität rauf.

Um Fleisch oder Nudeln, d. h. um Kohlenhydrate oder Proteine, kann man sich streiten, um Fett nicht. Wir essen zu viel Fett, viel zu viel schlechtes Fett und zu wenig gutes Fett. Diese Verhaltensweise müssen wir ändern, und das kann nur heißen: Essen Sie weniger Fett, viel weniger tierisches Fett. Wenn schon Fett, sollten Sie auf ungesättigte Fettsäuren wie Olivenöl oder andere gute pflanzliche Öle zurückgreifen. Allein durch ein solches Programm können Sie Ihre tägliche Kalorienaufnahme relativ einfach um 100 bis 300 und mehr Kilokalorien senken. Jeder weiß inzwischen, wo überall Fett drinsteckt, meiden Sie vor allem auch versteckte Fette in Wurst, Sahnesaucen oder Frittiertem. Mehr ist zum Fett nicht zu sagen. Reden bringt hier nichts mehr, Sie müssen einfach handeln.

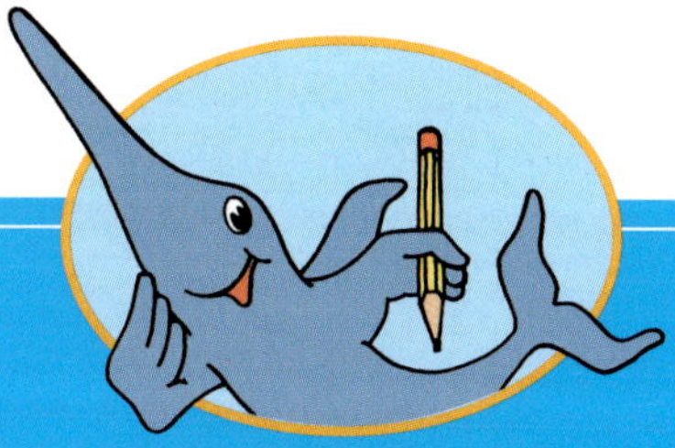

Weniger Fett

Essen Sie weniger Fett, dafür besseres. Olivenöl zum Beispiel. Sparen Sie vor allem beim tierischen Fett und bei Pommes & Co. Holen Sie stattdessen gute Öle in Ihre Küche. Damit veredeln Sie Ihr Essen und Sie werden zum Genießer.

Positiver Effekt: *Sie ersetzen zu viel und zu viel schlechtes Fett komplett durch gute Fette, ohne Nachteile zu haben. Sie erreichen sehr viel mit sehr wenig Mühe. Denn die pflanzlichen Öle sind sogar noch schmackhafter.*

Kampf der Viererbande

Pizza, Pommes, Wurst, Döner – das sind die Kalorienbomben, die man sich meist nebenbei reinhaut, die aber oft den Kaloriengehalt fast eines Tagesbedarfs in sich haben. Hier liegen Sie schnell bei Werten über 1 000 Kilokalorien.

Jeder weiß Bescheid, aber dennoch kann man nicht davon lassen. Wie kommt es, dass ausgerechnet so ungesundes und kalorienreiches Junkfood unsere Begierde so leicht weckt? Hier kommt unsere alte Vorliebe für Fett mit unserer neuen Sehnsucht nach sattem Glück zusammen. Die zufriedenen Gesichter an den Fressbuden zeigen das nur allzu deutlich.

Gehen Sie nicht gegen diese schönen Gefühle vor, aber bedienen Sie sie anders, d.h. besser. Wählen Sie Glücksmacher statt Dickmacher!

Verzichten Sie so oft wie möglich auf Zucker

Seien Sie ebenfalls vorsichtig bei Zucker, vor allem bei weißem, raffiniertem Zucker. Ersetzen Sie diesen möglichst durch Ahornsirup, Honig oder Ähnliches. Greifen Sie außerdem häufiger zu Vollkornprodukten, die haben nämlich einen niedrigen glykämischen Index. Produkte mit hohem glykämischem Index (Weißbrot, Reis, Nudeln etc.) machen nämlich bei übermäßigem Verzehr aus Zucker Fett und führen zu hohen Zucker- und Insulinspiegeln, d.h. zu den Einfallstoren für Übergewicht und Stoffwechselstörungen.

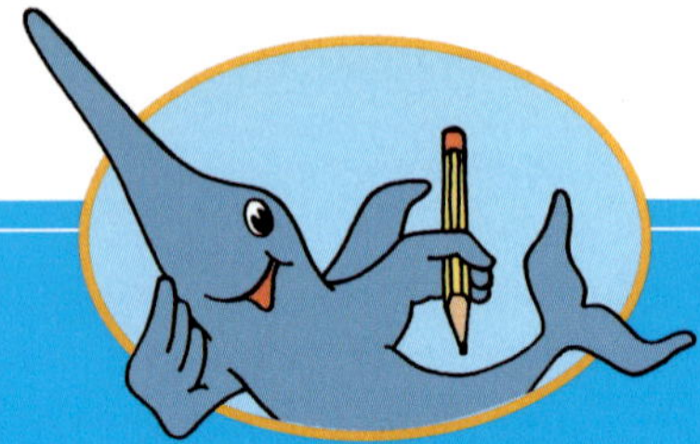

Der kalte Star

Werfen Sie gezuckerte Limonaden und gesüßte Obstsäfte aus dem Kühlschrank (echte Früchte schmecken ohnehin besser). Stellen Sie umgehend eine Kiste Mineralwasser ins Haus und vielleicht auch ins Büro. Falls Sie vor der Schlepperei zurückschrecken: Sich die Kiste ins Haus bringen lassen, ist preisgünstiger, als Sie denken. Tipp: Mit ein paar Spritzern Zitrone verleihen Sie dem Wasser einen leichten Geschmack.

Positiver Effekt: *Sie ändern mit wenig Aufwand Ihr gesamtes Trinkverhalten. Mineralwasser ist das beste Getränk, das es gibt.*

Trinken ohne Kalorien ist ganz einfach

Zunächst ein erstaunlicher Sachverhalt. Wir nehmen heute bis zu 40 Prozent der täglichen Gesamtkalorienmenge in Form von Flüssigkeit, also durch Trinken auf. Ein paar Hundert Kilokalorien kommen da täglich also zusammen. Das ist natürlich sehr viel – zu viel. Die Frage ist, ob viel trinken und Kalorienaufnahme notwendigerweise so eng aneinandergekoppelt sein müssen.

Die Hauptgründe für die vielen Kalorien durch Getränke sind schnell genannt. Verursacher sind Zuckerlimonaden, Säfte mit hohem Zuckeranteil, stark gesüßte warme Getränke, Bier oder Wein in größeren Mengen und immer mehr auch hochprozentige alkoholische Getränke, pur oder als Alkopops gemixt. Wenn Sie beispielsweise am Tag eine Flasche Limonade und am Abend zwei Flaschen Bier trinken, dann können Sie allein durch diese Getränke leicht eine Kalorienmenge von 600 bis 800 Kilokalorien erreichen.

Dabei ist das Trinken keineswegs zwangsläufig mit hoher Kalorienaufnahme verknüpft. Man könnte eher sagen, es ist zu einer ziemlich blöden Gewohnheit geworden, massiv gefördert durch unsere sozialen Verhaltensweisen in Gesellschaft etwa am Abend. Der Besuch bei Freunden oder ein Treffen im Wirtshaus läuft praktisch automatisch auf ein Trinken mit hohem Kalorienanteil hinaus, da macht sich keiner Gedanken. Und wer allein zu Hause sitzt, ist auch nicht besser dran. Vor dem Fernseher sind schnell zwei, drei Flaschen Bier oder eine halbe Flasche Wein weggetrunken. Und schon Kinder werden – mit Limonade und anderen gesüßten Getränken – zu solch schlechten Trinkgewohnheiten erzogen.

Kalorienarme Alternativen

Dabei gibt es eine überzeugende Alternative, nämlich das Trinken ohne Kalorien. Das geht sehr gut, schmeckt und erfrischt und ist Genuss ohne Reue. Sie können die Lust am Trinken beibehalten und den Frust der hohen Aufnahme von Kalorien komplett vermeiden, wenn Sie sich auf zwei wunderbare Sorten von Getränken einlassen. Die sind: herrliches Mineralwasser als kalte Variante und wunderbarer Tee als warme.

Kalte Mineralwasser und heiße Tees können es mit jedem anderen Getränk aufnehmen und übertreffen es noch. Der Umstieg auf diese Getränke gefährdet Ihre Lustgefühle überhaupt nicht, hat aber eine durchschlagend positive Wirkung auf Ihre

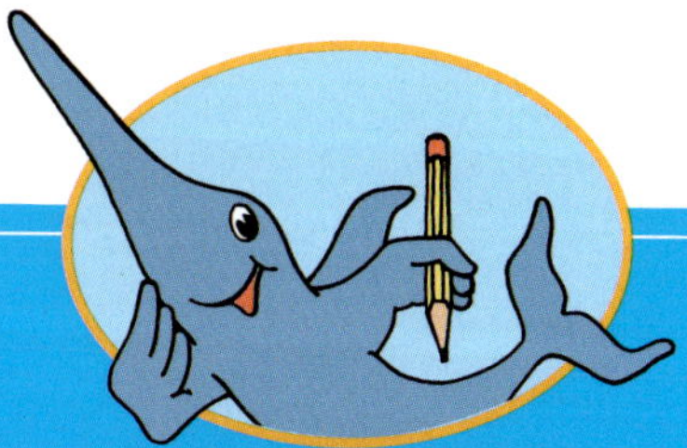

Der heiße Star

Brühen Sie Ihre Tees möglichst selbst auf. Die erforderlichen Utensilien sind nicht teuer, viel Zeit brauchen Sie auch nicht. Mit Süßstoff können Sie süßen. Gute Teeläden können Ihnen helfen, innerhalb von Stunden ein Teespezialist und ein Teegenießer zu werden.

Positiver Effekt: *Mit einer einzigen strategischen Veränderung schaffen Sie viel Genuss bei wenigen Kalorien. Sie werden merken: Teetrinken ist ein besseres Lebensgefühl.*

Ernährung und Ihr Gewicht. Hier können Sie mit wenig Mühe sehr viel erreichen. Steigen Sie ab heute und in den nächsten Tagen auf Tee um, morgens, mittags und abends. Für jede Zeit gibt es eine eigene Auswahl. Das Teeangebot ist so reichhaltig, dass Sie in kurzer Zeit Ihren eigenen Stil und Geschmack entwickeln können. Genießen Sie diesen ungewöhnlichen Reichtum der Sinne bei völliger Kalorienarmut. Die Umstellung ist eine Sache der Gewöhnung und somit eine Aufgabe für die neuronalen Karten. Befassen Sie sich aufmerksam mit den neuronalen Karten zu »Kalten und Heißen Stars«. Wenn Sie wollen, liegt hier eine einfache, aber durchschlagende Lösung für Ihr Gewichtsproblem.

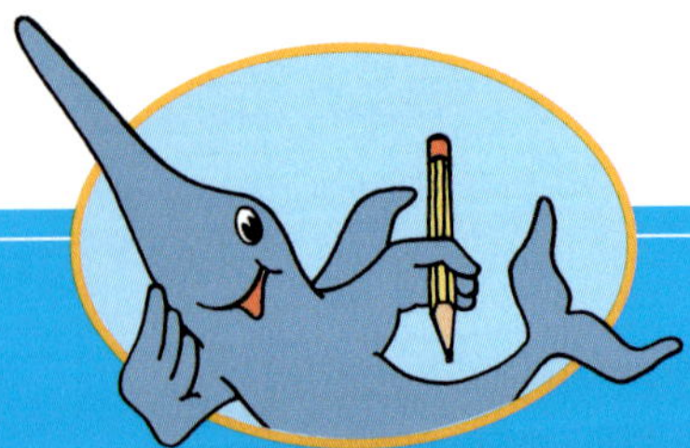

Die Nach-18-Uhr-Karte

Manche brauchen radikale Lösungen. Essen Sie nach 18 Uhr keine feste Nahrung mehr. Wenn Sie sich tagsüber vernünftig ernährt haben, reicht die aufgenommene Energie allemal. Entwickeln Sie ein neues Ritual. Gönnen Sie sich ein gutes Süppchen und schmackhafte Tees. Genießen Sie die Aromen und Düfte, das sättigt Ihre Seele. Und zum Einschlafen dann einen Gute-Nacht-Trunk.
Positiver Effekt: *Umstellung durch eine radikale Zäsur, die aber von Ihrem Körper gewollt wird. Hat nur bei starkem Leidensdruck eine Chance. Wenn Ihr Körper sich an das neue Ritual gewöhnt hat, ist die Freude groß und das Resultat beeindruckend.*

Langsame Umstellung ist besser als ein Zick-Zack-Kurs

Es ist erstaunlich, welches Wissen wir inzwischen über Kalorien, Kohlenhydrate oder Proteine besitzen, aber wie wenig Ahnung wir von der Psychologie unserer Verhaltensänderungen haben. Jeder Ernährungsberater kann Ihnen bis aufs Gramm genaue Essenspläne aufstellen, er sagt Ihnen aber nicht, warum Sie sich letztlich nicht daran halten (können). Das Problem ist nicht fehlendes Wissen, sondern die Umsetzung des Wissens in die Praxis.

Vollkommen nutzlos, ja sogar gefährlich sind nutritive Zick-Zack-Kurse. Wenn Sie sich monatelang vollstopfen, um dann alles in zwei Wochen durch Magerkost wieder wettmachen zu wollen, befinden Sie sich auf Kollisionskurs mit Ihrem Körper. Damit provozieren Sie nur die langfristige Ernährung mit zu vielen Kalorien und dem Jo-Jo-Effekt.

Im Schwertfisch-Konzept reden wir von vornherein von Monaten, nicht von Wochen. Damit verbieten sich aber auch

alle schnellen Kuren. Sie lernen eine Umstellung des Essens und des Trinkens – nicht wie eine chemische Formel, sondern durch langsame Gewöhnung.
Die langsame Umstellung beruht auf zwei Komponenten. Die eine ist die operativ wirkende Schwertfisch-Tabelle (vgl. auch Seite 49). Sie ist ein praktisches Instrument zur Selbstkontrolle. Die Tabelle gibt Ihnen Auskunft darüber, ob Sie von Woche zu Woche Ihr Energiegleichgewicht halten bzw. Ihr Gewicht leicht senken konnten. Sie ist eine »langsame Tabelle«, die Ihnen viel Zeit lässt, die erforderliche Umstellung der Ernährung in kleinen Schritten, aber doch konsequent vorzunehmen.
Das Konzept funktioniert also im Vergleich zu Diäten genau umgekehrt. Mit der Schwertfisch-Tabelle lernen Sie langsam, sich anders zu ernähren, und verlieren kontinuierlich Gewicht. Der große Vorteil ist, dass Sie mit dem Verlust Ihrer überflüssigen Pfunde einen komplett neuen Lebensstil erlernt haben, der kein Übergewicht mehr kennt.

Der Körper muss fühlen, dass es ihm gut geht

Die andere Komponente sind die neuronalen Karten. Sie sind das Instrument, das die langsame Umgewöhnung erreichen soll und kann. Wenn Ihrem Körper 300-mal Currywurst mit Pommes geschmeckt hat, dann hat er keinen Grund, mit diesem Fast-Food-Essen aufzuhören. Wenn Sie ihn dann innerhalb von zwei Wochen fünfmal mit Kartoffelsuppe beleidigen, brauchen Sie sich nicht zu wundern, dass Wurst mit Pommes die Kartoffelsuppe schnell besiegt und sich auch langfristig durchsetzt.

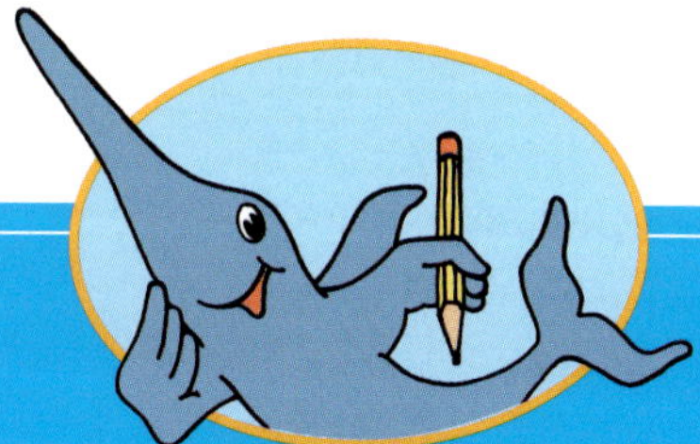

Obstgenuss

Umgeben Sie sich unbedingt mit einer gefüllten Obstschale mit Ihren Lieblingsfrüchten. Probieren Sie immer wieder neue Obstsorten aus. Auf guten Wochenmärkten gibt es heute wunderbare Früchte in einer Qualität, von der vor 100 Jahren selbst Könige und Kaiser geträumt hätten.
Mischen Sie heimisches saisonales Obst mit einigen leckeren Exoten. Ein paar Nüsse haben auch Platz.
Achten Sie darauf, dass das Obst immer frisch ist, und drapieren Sie die Früchte dekorativ in einer hübschen Schale. Auf diese Weise bekommen Sie und Ihre Gäste immer wieder Lust, zuzugreifen, je öfter, desto besser. Es ist schließlich ein Genuss ohne Reue.
Positiver Effekt: *Bestes Essen und wenige Kalorien passen zusammen. Sie sind immer von schmackhaften Früchten umgeben und können zulangen, wann Sie wollen.*

Bauen Sie Vertrauen zu Ihrem Körper auf

Anders ist es, wenn Sie Ihrem Körper langsam das Vertrauen geben, dass es Besseres gibt. Wenn er zehn- oder 20-mal die Erfahrung gemacht hat, dass z. B. Spargel äußerst lecker schmeckt, ein Spargelessen mit Freunden ein soziales Ereignis ist und sich der Körper hinterher auch noch wohler fühlt als mit Currywurst im Bauch, dann kann er sich von seinen alten Gewohnheiten langsam verabschieden und irgendwann ganz darauf verzichten. Aber denken Sie daran. Ihr Körper ist ein Angsthase, was das Erlernen von neuen Ernährungsgewohnheiten anbelangt. Die Sorge, er könnte physisch oder psychisch verhungern, steckt immer noch in ihm. Also seien Sie geduldig mit ihm. Er braucht von Ihnen viel Zuwendung in der Form neuronaler Sicherheit. Er benötigt ein dichtes Netzwerk von guten Erfahrungen, bevor er sich endgültig auf die neuen Gewohnheiten verlässt.

Neue Gewohnheiten am Abend

Verabschieden Sie sich mithilfe der neuronalen Karten von alten Gewohnheiten. Wie etwa dem Essen am Abend: Man hat keinen Hunger, aber großen Appetit. Dann geht man in die Küche oder in die Gastwirtschaft und schlägt massiv über die Stränge. Man versteht es selbst nicht, aber es tut verdammt gut. Ich kenne eine Alternative und empfehle sie Ihnen. Falls auch Sie zu den Menschen gehören, die diese Bedürfnisse verspüren, dürfte die neuronale Karte »Das Abendsüppchen« interessant sein.

Es gibt also nur eine Methode, ihrem Körper dabei zu helfen, neue Erfahrungen zu verinnerlichen. Erzeugen Sie jede Menge neuronaler Ess- und Trinkkarten, bis Ihr Körper nach langer und skeptischer Prüfung selbst danach fragt, zu bekommen, was er vorher abgelehnt hat. Dann haben Sie es geschafft: Aus einem neuronalen Lernprogramm ist eine neue, bessere Gewohnheit geworden.

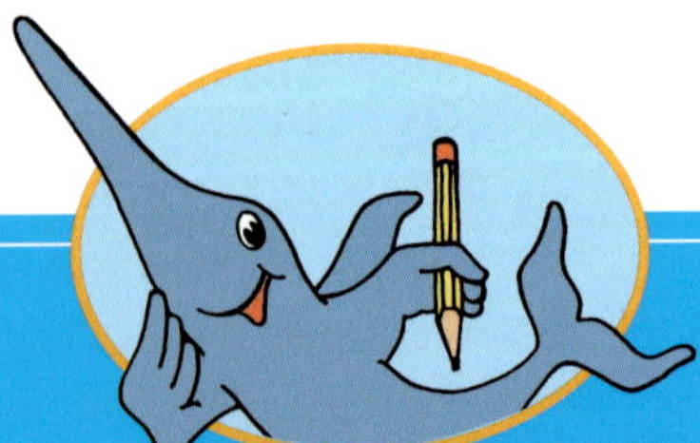

Das Abendsüppchen

Essen Sie abends ein leckeres Süppchen, zu Hause oder im Restaurant. Machen Sie es zur Gewohnheit. Eine Gemüse-, Spargel- oder Fischsuppe macht Ihrem Magen und auch Ihrer Seele Freude, sättigt ausreichend und belastet die Nachtruhe nicht.

Positiver Effekt: *Sie führen ein schönes Ritual für den Abend ein. Den Hunger am Abend besiegen Sie mit einer angenehmen List, die auch noch schmeckt.*

Neuronale Ess- und Trinkkarten selber machen

Neuronale Ess- und Trinkkarten selber zu produzieren, bedeutet im Grunde, gutes Essen und Trinken neu zu erlernen. Nicht als Diktat, sondern im Einklang mit den eigenen Sinnen und Gefühlen.

Am wichtigsten ist es, von der Daueresserei wegzukommen und dem Essen und Trinken wieder eine klare Ordnung zu geben. Sie müssen das Ja-Sagen und das Nein-Sagen mit viel Gefühl neu erlernen. Nein zu dem Wasserfall ununterbrochener Nahrungsangebote, ja zu gutem Essen zur richtigen Zeit.

Mein Vorschlag: Produzieren Sie gute Esskarten fürs Frühstück, Mittagessen und Abendessen, ausreichend viel und vor allem sättigend. Damit greifen Sie eine alte Tradition in Ihren Nahrungsgefühlen auf, ersetzen Sie aber durch gesündere und kalorienärmere Alternativen. Produzieren Sie darüber hinaus noch Essenskarten, die Sie vor dem schnellen Hineinschlingen an jeder Ecke und auf Lehnstühlen bewahrt.

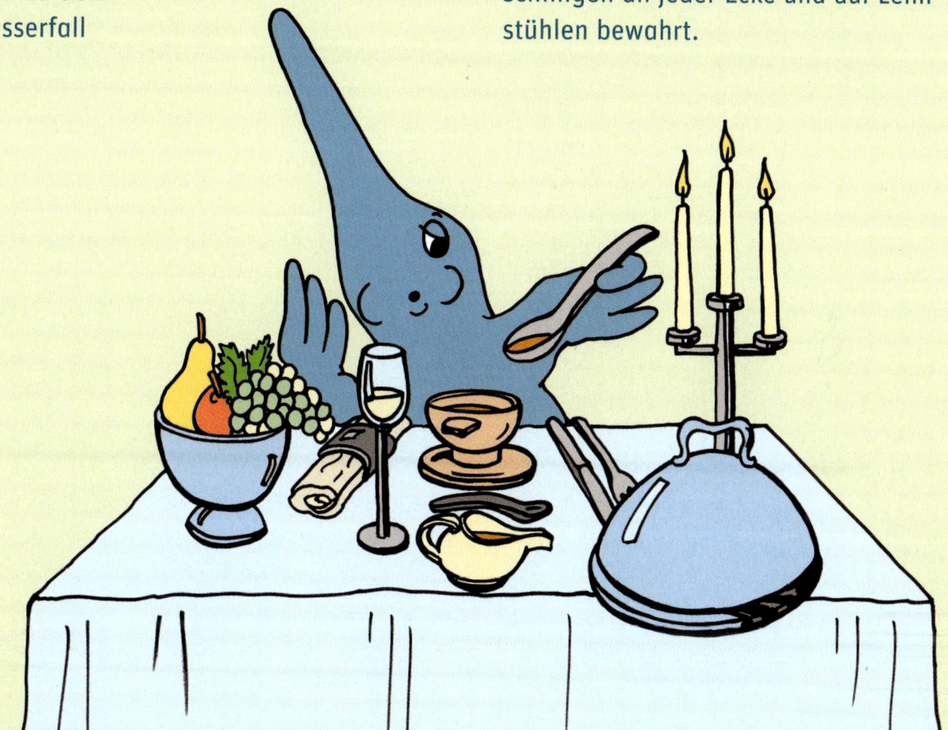

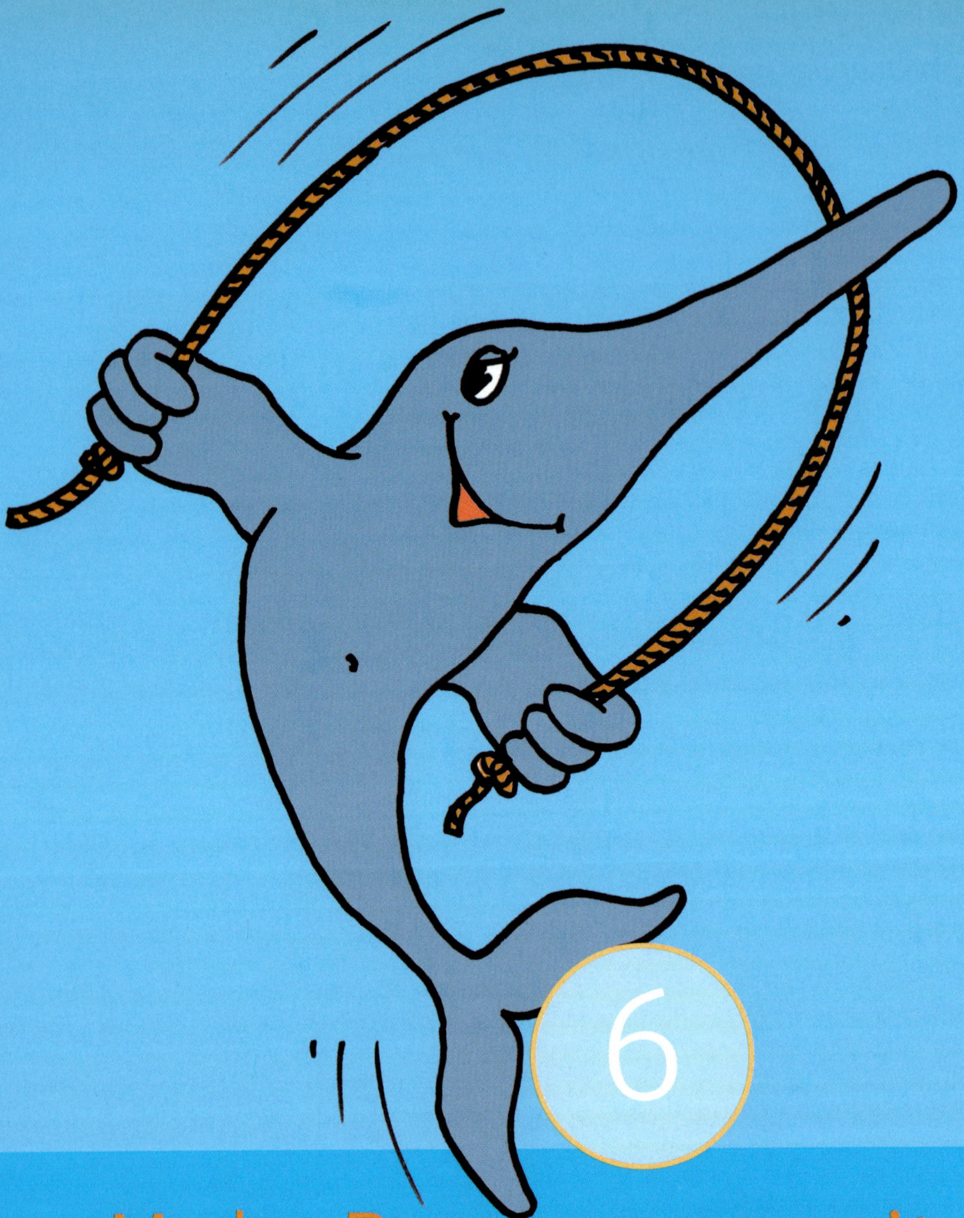

6

Mehr Bewegung mit neuronalen Karten

Mehr und besser bewegen durch neuronale Programmierung

Sie wissen, dass **mehr Bewegung** Ihnen guttut, aber Sie sind immer noch nicht in Schwung gekommen? Egal, ob Fahrrad fahren, walken oder **einfach spazieren gehen** – wenn Sie dieses Kapitel gelesen haben, möchten Sie am liebsten sofort loslegen.

Zwischen der Ernährungs- und der Bewegungskomponente im Körpermanagement gibt es hinsichtlich der neuronalen Programmierung einen signifikanten Unterschied. Bei der Ernährung sind die Anfangserfolge oft einfacher zu erzielen. Man kann sich eine Weile zusammenreißen, auf Schokolade, Schweinebraten und Co. verzichten, doch irgendwann bricht die Abwehr zusammen und die alten Gewohnheiten kommen wieder hervor.

Mit dem ersten Schritt kommt die Lust auf Bewegung

Bei der Bewegung ist es umgekehrt. Man tut sich am Anfang unheimlich schwer. Wenn aber dann die ersten Schritte getan sind, setzt eine Art Lust, ja sogar eine Art Automatisierung ein, weiterzumachen. Es ist wie bei einer längeren Wanderung oder einer Fahrradtour. Zuerst kommt man kaum vom Fleck und möchte am liebsten umdrehen. Dann aber wächst das Vergnügen an der Bewegung und man möchte gar nicht mehr aufhören. Diesen Effekt wollen wir natürlich ausnutzen.

Neuronales Programmieren der Bewegung

Bewegungsformen und neuronale Netze hängen sehr eng zusammen. Warum ist es für ein Baby so mühsam, gehen zu lernen? Nicht, weil es die Muskeln dazu trainieren muss, sondern weil komplexe neuronale Schaltkreise aufgebaut und automatisiert werden müssen. Das Gehirn kann es sich nicht leisten, ein Leben lang jeden Schritt neu erlernen zu müssen, sondern legt sich stabile Nervenbahnen und Schaltkreise an, die dann im Wesentlichen unbewusst organisiert sind und auf Aufträge aus den bewussten Hirnbereichen warten. Ein frühes Bewegungsprogramm sind die ersten Schritte zur Mutter. Das Kind macht vier, fünf unbeholfene Schritte und fällt dann in deren Arme. Wir erlernen ein Leben lang solche Bewegungsprogramme.

Skifahren verlernt man nicht

Denken Sie mal ans Skifahren. Da zeigt sich etwas Erstaunliches. Skifahren ist für jeden ein schwieriger Bewegungsablauf, weil die Koordination von Muskeltätigkeit, Gleichgewicht und Geschwindigkeitskontrolle neurologisch enorm aufwendig ist. Bis die ersten Schwünge sitzen, muss man üben, üben, üben. Nicht, weil die Muskeln sich so schwertun, sondern weil neue neuronale Schaltkreise eingerichtet und dann automatisiert werden müssen. Viele Millionen neuer Synapsen und neuronaler Netze sind erforderlich, um Skiführung, Muskeltätigkeit, Geländeanpassung und Fahrgeschwindigkeit zu koordinieren. Während Anfängern jede Kurve wie eine Prüfung vorkommt, fahren Könner »ohne nachzudenken« wie wild an ihnen vorbei.

Dann aber kommt die große Überraschung: Wenn Sie die Technik einmal beherrschen, können Sie Skifahren – und das Ihr Leben lang. Selbst wenn Sie zehn Jahre nicht mehr auf den Brettern standen, können Sie sie anschnallen und losfahren, als ob gestern das letzte Mal gewesen wäre. Warum? Weil die beim Lernen gebildeten neuronalen Netzwerke zum Skifahren immer noch stabil sind und von Ihnen abgerufen werden können. Sie sind im Hirn ein guter Skifahrer, weniger in den Beinen. Allgemein gesagt: Bewegung in allen Formen findet in den Netzwerken Ihres Gehirns in Verbindung mit den Nervenbahnen zu den Muskeln statt. Die Muskeln führen nur aus, was das Gehirn kann.

Die Bewegung beginnt immer noch im Kopf

Die gute Botschaft für die Erzeugung neuronaler Bewegungskarten ist also, dass Sie auf alte, bestehende Bewegungsnetzwerke zurückgreifen können. Der Sinn der neuronalen Karten besteht also darin, die alten Bewegungen, die Sie vielleicht nicht mehr in den Beinen, aber noch sicher im Kopf haben, gründlich wiederzubeleben. Welche haben Sie noch im Kopf?

Ganz einfach – Gehen geht, Laufen läuft

Einige neuronale Karten in diesem Kapitel drehen sich ums Gehen. Klar, warum: Gehen ist das stabilste neuronale Bewegungsprogramm, über das Sie verfügen. Sie können es noch. Andererseits: Schauen Sie sich einmal um, wie die Leute gehen. Es ist furchtbar. Die große Mehrheit der Leute auf der Straße geht ohne Haltung, ohne Kraft, ohne Eleganz, ohne innere Spannung, gerade so, als ob sie jedem ihren eigenen körperlichen Verfall zeigen wollten. Ein elender Anblick. Wie schön ist dagegen der Anblick eines Menschen, der mit Kraft und Eleganz geht. Wenn Sie wollen, gehören Sie ab heute dazu. Achten Sie mal bewusst auf Ihren Gang und versuchen Sie ihn zu verbessern. Aufrecht, Kopf hoch, locker und elegant. Mit sicherem Stand und geschmeidiger Bewegung. Dann freuen sich die Muskeln und die Knochen.

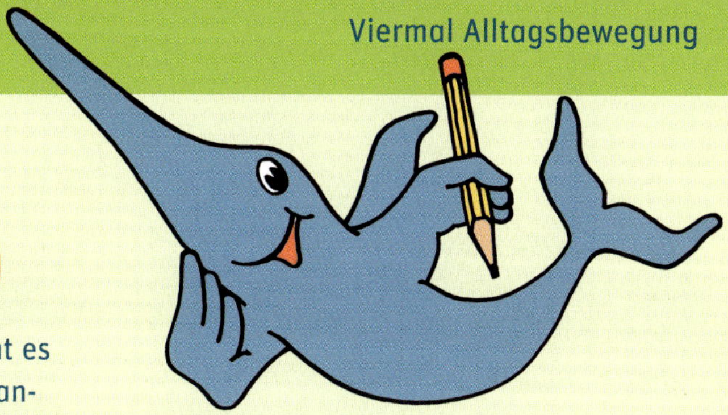

Viermal Alltagsbewegung

- Beim **entspannten Gehen** kommt es vor allem auf den Wechsel von Spannung und Entspannung an. Bei jedem Schritt wird ein Teil der Muskeln beansprucht, während sich der andere Teil entspannen kann. Aus diesem Wechsel von Spannung und Entspannung ergibt sich ein energetisch ökonomischer und ein ästhetisch eleganter und schöner Gang. Das entspannte Gehen zeigt eine aufrechte, aber nicht verkrampfte Körper- und Kopfhaltung. Die Schritte sind betont und nicht zu kurz. Die Fußsohlen werden voll abgerollt. Die Belastung der Fußsohlen verläuft über die äußeren Seiten. Beobachten Sie sich selbst.

- Physiologisch gibt es keinen Unterschied zwischen **Schnellem Gehen** und **Walken.** Beim Walken überwiegt der Selbstzweck der Bewegung, während beim schnellen Gehen die Bewegung einem anderen Zweck dient, z. B. Einkaufengehen etc. Diese Bewegungsformen sind für die Mehrheit der Menschen geeignet, ohne unzumutbare Belastungen auf sich zu nehmen. Hier kann jeder mitmachen. Folgendes Belastungsprofil sollten Sie erreichen: zügiger Gang, anfangs langsam, dann steigern. Leichte Erhöhung der Herz- und Atemfrequenz, aber Sie sollten sich noch unterhalten können. Der Belastungsgrad ist leicht bis mittel. Nach einer Anlaufphase sollten Sie diese Methode täglich anwenden können.

- Beim **Nordic Walking** bekommen Sie durch den Einsatz von Stöcken mehr Halt und eine bessere Haltung – und Sie setzen mehr Energie um. Regelmäßiges Nordic Walking ist die ideale Lösung des Bewegungsproblems auch für wenig geübte und ältere Menschen. Die gesundheitlichen Wirkungen sind bei sehr geringen Risiken überwältigend günstig. Lassen Sie sich den Bewegungsablauf beim Walken und Nordic Walking von Fachleuten zeigen, um Fehler zu vermeiden, die Sehnen und Gelenke belasten können.

- Die **Geh-Lauf-Kombination** ist für etwas Sportlichere: Sie wechseln zwischen Gehen und Laufen. Zuerst z. B. 50 Schritte gehen, dann 20 Schritte laufen. Später 100 Schritte gehen, dann 40 Schritte laufen. Kombinieren Sie, wie Sie wollen und können. Die Vorteile sind der höhere Energieverbrauch und das stärkere Muskel- und Ausdauertraining. Aber natürlich werden die Fußgelenke mehr belastet – Vorsicht vor dem Umknicken! Man kommt zügig voran, kann aber vor jeder Überforderung den Laufanteil verringern. Man wechselt zwischen langen aeroben Gehphasen und kurzen anaeroben Laufphasen. Physiologisch ist das optimal.

Vier Bewegungsformen für den Alltag

Der Sachverhalt ist einfach, und Sie müssen daraus etwas machen. Das neuronale Programm »Gehen« beherrschen Sie zwar noch, aber Sie nutzen es viel zu wenig. Für uns Menschen ist das Gehen die optimale Bewegungsform, weil der Körper dafür ideal eingerichtet ist, der Energiehaushalt optimal angepasst ist, eine hohe Effizienz besteht und kaum gesundheitliche Risiken existieren. Das alles verwundert auch nicht, ist doch das tägliche Gehen beachtlich langer Strecken unser zentrales Evolutionserbe. Man schätzt, dass unsere Vorfahren locker bis zu 20 Kilometer pro Tag gingen. Dazu sind Kopf und Körper auch heute noch prinzipiell bereit und in der Lage. Aber wenn dieses Potenzial brachliegt, kommt es schon bald zu Schäden. Ihr Körper will bewegt sein.

Keine Superleistungen

Keine Angst, ich will Sie nicht dazu bringen, täglich 20 Kilometer zu bewältigen. Aber eines möchte ich Ihnen sehr deutlich sagen und zeigen: Mit den Varianten des Gehens schaffen Sie am leichtesten und am wahrscheinlichsten das tägliche Bewegungsprogramm, das Ihr Körper für Gesundheit, Fitness und Schlankheit braucht.

250 Kilokalorien zusätzlich beim Gehen verbrauchen

Wenn wir von »Entspanntem Gehen« sprechen, ist das Hauptaugenmerk nicht auf den Kalorienverbrauch gerichtet, sondern es soll Ihnen die Aufmerksamkeit für einen schönen Gang zurückgeben. Mit dem schnellen Gehen, Nordic Walking oder der Geh-Lauf-Kombination hingegen können Sie Ihren täglichen Bewegungsumsatz so steigern, dass Sie damit den Bewegungsanteil zum Energie- und Körpergleichgewicht bewältigen. Das Ziel ist eine Größenordnung von 200 bis 300 Kilokalorien an zusätzlichem täglichem Verbrauch. Warum ist gerade das Gehen dafür sehr geeignet?

Gewöhnliche Alltagsbewegungen

Gehen ist im Alltag möglich und auch nützlich. Sicherlich haben wir in den letzten Jahren die Bewegung am meisten im Alltag, insbesondere bei der Alltagsarbeit verloren. Die Frage ist daher, ob wir die erforderliche zusätzliche Bewegung auch wieder in den Alltag zurückbringen können. Natürlich nicht, indem wir wieder hart malochen müssen, sondern vielmehr durch einigermaßen angenehme Bewegungsformen.

Diese Rückkehr der Bewegung in den Alltag ist für die meisten von uns gerade in der Form des Gehens am sinnvollsten. Allerdings ist das langsame Spazierengehen zwar für Körperhaltung, Wohlbefinden und nette Unterhaltungen sehr gut, aber der Energieverbrauch ist hierbei so niedrig, dass Sie im Schnitt fast zwei Stunden brauchen würden, um die 200 bis 300 Kilokalorien zu verbrauchen. Und wer hat schon so viel Zeit? Ganz anders die Rechnung beim forcierten Gehen.

30 Minuten mehr Lebensqualität pro Tag

Das Entscheidende ist, dass Sie mit ca. 30 Minuten mehr an forcierter Bewegung zwei Fliegen mit einer Klappe erwischen. Physiologisch betrachtet, befinden Sie sich mit dieser muskulären Belastung etwa bei der Hälfte Ihrer Maximalbelastung, also im mittleren Bereich. Gesundheitlich haben Sie praktisch nur Vorteile bei sehr kleinen Risiken. Energetisch betrachtet verbrennen Sie 30 bis 50 Prozent Zuckerenergie und 50 bis 70 Prozent Fettenergie, also viel Energie aus den Fettdepots, d. h. die Fettverbrennung läuft optimal. Viele Muskeln werden gleichzeitig und keiner wird einseitig beansprucht. Gelenke und Kreislauf halten Sie in Schwung, ohne diese zu überfordern.

Wenn Sie nur eine halbe Stunde mehr Bewegung in Ihren Alltag bringen, haben Sie mit sehr wenig Verzicht sehr viel erreicht. Wir haben aus unserem Alltag einfach zu viel körperliche Aktivität herausgeworfen, sodass es sich in jeder Hinsicht lohnt, hier eine Korrektur vorzunehmen. Heute ergibt es längst keinen Sinn mehr, in dem Maße die Füße gegen Autoräder, Lifts und Stühle auszutauschen, wie überlastete Menschen das in der Vergangenheit getan haben. Wir sind auf dem Weg, uns damit das Leben zu erleichtern, weit über das Ziel hinausgeschossen. Wir erschweren es uns inzwischen, weil der Preis der Bewegungslosigkeit unerhört höher ist als die Kosten der »Wiederbewegung«. Eine halbe Stunde am Tag in strammem Schritt zur Arbeit oder zum

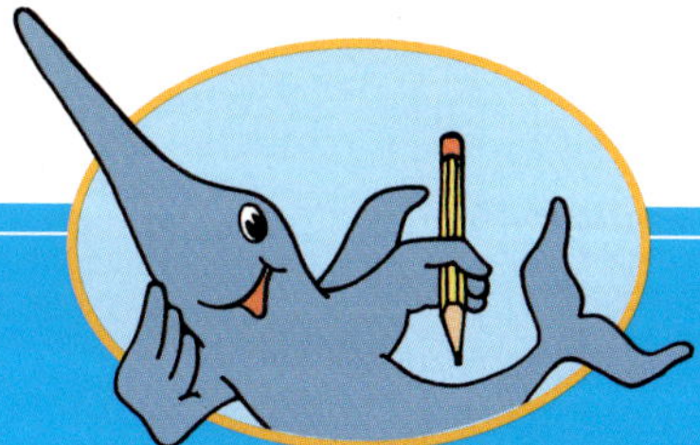

Der Weg zur Arbeit

Prüfen Sie, ob Ihr Weg zur Arbeit und zurück ganz anders bewältigt werden kann, zumindest zu einem Teil. Beispielsweise können Sie zu Fuß oder mit dem Fahrrad den Weg zurücklegen. Oder mit der forcierten Bewegung wie Joggen oder Cityfahrrad. Probieren Sie es mal ein paar Tage lang. Finden Sie für Sie persönlich günstige Kombinationen heraus. Sie werden sehen: Bald schauen Sie die Kollegen nicht mehr blöd an, wenn Sie so im Betrieb ankommen, sondern Sie ernten Anerkennung und Achtung.

Positiver Effekt: *Sie legen alte, schlechte Gewohnheiten ab und legen sich neue, gute zu. Sie ersetzen ödes Auto- oder Bahnfahren durch aktive Bewegung, die auch noch Spaß und Muskeln macht.*

Einkaufen gehen, bei weniger als einem bis drei Kilometern das Auto und die Bahn nicht beanspruchen, oder bewusste Wanderungen in der Stadt oder in der Natur unternehmen, das alles macht unter dem Strich viel mehr Gewinn als Kosten.

Bald haben Sie Ihr Auto vergessen

Forciertes Gehen im Alltag ist aber auch ein hervorragendes neuronales Programm. Gerade weil Sie diese ca. 30 Minuten nach Ihrem Belieben auf den Tag verteilen können, wird sich Ihr Körper auf dieses neue Verhalten nicht nur muskulär, sondern insbesondere auch neuronal sehr gut einstellen können.

Konkret bedeutet das, dass Sie sich schon nach kurzer Zeit gar nicht mehr zwingen müssen, diese Schritte zu tun. Das neue Bewegungsmuster wird im limbischen System und im Neocortex regelrecht einprogrammiert, Ihr Körper verlangt schon bald täglich danach, weil er ja selbst eine optimale Homöostase des Wohlbefindens sucht. Der Entscheidungsaufwand, die Füße für tägliche Wege zu benutzen, wird immer geringer. Irgendwann vergessen Sie Ihr Auto.

> **Mit Bewegung zur Arbeit**
>
> **Der Arbeitsweg** als Bewegung ist eine ideale Lösung. Er schont die Nerven und stärkt die Muskeln. Und nicht selten hat man beim Gehen auch noch die zündenden Ideen, auf die man vorher lange gewartet hat. Es kommt also auf einen Versuch an. Viel Glück!

Kann man arbeiten, ohne sich zu bewegen?

Der Begriff »Arbeit« ist interessant, wenn er physikalisch definiert wird. Danach ist Arbeit gleich Kraft mal Weg. Arbeit bedeutet damit immer Bewegung einer Masse. Anders gesagt, Arbeit ohne Bewegung gibt es nicht. Schön wär's.

Wir haben einen anderen Arbeitsbegriff eingeführt. Wer bewegungslos an seinem Computer sitzt und Produkte entwickelt oder vertreibt, bewegt eine kleine Maus und muskulär anspruchslose Hirnzellen. Ein bisschen Muskelarbeit in der Hand und Glukoseverbrauch im Gehirn. Keine Kraft und kein Weg.

Abteilung »weder Kraft noch Weg«

Zwischen diesen beiden Polen findet auch Ihr Arbeitstag statt. Wenn Ihre Arbeit wesentlich aus Kraft mal Weg besteht, was immer seltener wird, befinden Sie sich auf einem guten Weg. Wenn Sie aber mehr zur Abteilung »keine Kraft und kein Weg« gehören, ist dringender Handlungsbedarf angesagt. Damit Sie und auch Ihre Arbeit besser werden.

Ein Umdenken scheint in Sicht: Bewegungslose Arbeit gilt oft schon nicht mehr als produktiv. Sie führt zu Schäden, macht müde, raubt die kreative Fantasie. Einige moderne Unternehmen stellen heute schon Räume zur Verfügung, in denen ausgespannt, sich fit gemacht und bewegt wird. Erkundigen Sie sich: Ist das an Ihrem Arbeitsplatz auch möglich?

Fazit: Mit dem Gehen geht's am leichtesten

Vielleicht ist das eine Überraschung für Sie, aber mit 30 Minuten forcierter Bewegung im Alltag haben Sie die ökologische Krise Ihres Körpers eigentlich schon zur Hälfte überwunden. Sie müssen Ihr Leben dafür nicht aufwendig umstellen, sondern die gewohnten Wege lediglich mit dem »Gehzeug« statt mit dem Fahrzeug bewältigen. So einfach ist das.

Fahrrad fahren in allen Variationen

Die zweitbeste Lösung ist das Fahrradfahren. Sofort nach der Rückkehr der Bewegung durch das forcierte Gehen folgt in der Rangliste das Fahrradfahren in allen Variationen:

- normales Fahrrad für den Gebrauch in der Stadt und im einfachen Gelände
- Fahrradergometer bzw. Heimtrainer für zu Hause
- diverse Möglichkeiten des sportlichen Fahrrads (Trekkingrad, Mountainbike etc.)
- und das besondere Tretvergnügen vor dem Fernseher

Radeln bringt Vorteile über Vorteile

Es ist erstaunlich, wie viele Vorteile beim Radeln gegen nur sehr wenige Nachteile stehen. Wie beim Gehen sind an erster Stelle die Tauglichkeit für den Alltag einerseits und der physiologische Nutzen andererseits zu nennen. Die Tauglichkeit für den Alltag ist umfassend. Bei bis zu fünf Kilometern Anfahrt zur Arbeit, zum Einkaufen oder für Besuche ist das Rad heute schon dem Auto oder der Bahn überlegen: Die Zeit, die Sie sonst im Stau oder bei der Parkplatzsuche verbringen,

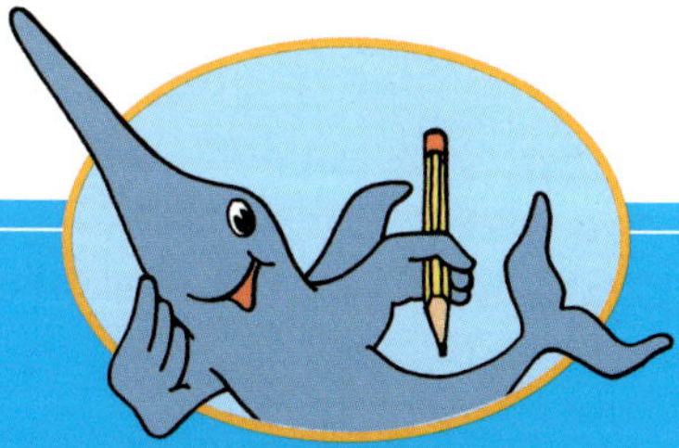

Der Arbeitsplatz

Machen Sie dem Unternehmen einen Vorschlag: Einrichtung eines kreativen Fitness- und Bewegungsraums. Ergreifen Sie die Initiative. Oder: Entwerfen Sie einen Arbeitsablauf, bei dem 200 bis 300 Kilokalorien zusätzlich verbraucht werden. Sie wissen ja, wie es geht.

Positiver Effekt: *Mehr Schwung am Arbeitsplatz. Kreativ durch Fitness.*

können Sie für Angenehmeres nutzen. Wer das Unfallrisiko fürchtet, beugt durch die Nutzung von Radwegen, umsichtiges Fahren und einen Helm vor. Und wenn Sie täglich mehrere Wege mit dem Fahrrad erledigen, werden Sie einen Zeitumfang von 30 Minuten täglich mit Leichtigkeit erreichen. Bedenken Sie: Diese ca. 30 Minuten müssen Sie aus ihrem Tagesplan nicht zusätzlich lockermachen, sondern Sie hätten die Zeit für die verschiedenen Wegstrecken sowieso gebraucht.

Schöne Wadeln mit 30 Minuten radeln

Physiologisch betrachtet ist Radeln geradezu eine Idealbewegung. In diesen 30 Minuten werden etwa 200 bis 400 Kilokalorien verbraucht, also das gewünschte Tagespensum an zusätzlichem Energieverbrauch. Die Belastung bei normalem Fahren liegt im mittleren Bereich (aerobe Energieerzeugung), sodass bei sehr guter Fettverbrennung keine Überforderung von Herz und Gelenken stattfindet; im Gegenteil: Kreislauf, Lungen, Muskeln und Gelenke werden gut trainiert. Der besondere Vorteil des Radfahrens liegt darin, dass durch die Drehbewegung der Beine die Gelenke (im Gegensatz zum Joggen) geschont werden, weshalb das Radeln auch für ältere Knochen geeignet ist. Und auch fürs Kreuz ist es gesund, vorausgesetzt, Sie haben das für Sie passende und richtig eingestellte Fahrrad und Ihre Haltung stimmt.

Raus in die Natur

Das Fahrrad ist zwar ein Nutzfahrzeug, bietet aber auch die Möglichkeit täglicher kleiner »Urlaube«. Für Kopf und Psyche gibt es nichts Schöneres als eine Tour in die Natur. Man wirft den Alltagskram ab, kommt auf andere Gedanken und neue Ideen. Und quasi als Nebeneffekt erreicht man wieder die ominösen 200 bis 400 Kilokalorien zusätzlichen Energieverbrauchs.

Sportliches Radfahren – Risiken beachten

Seit ich gesehen habe, wie Mountainbiker über Alpenpässe radeln, über die ich kaum zu Fuß komme, weiß ich, was mit modernen Fahrrädern alles möglich ist. Vorsicht: Bei sehr sportlichem Radfahren wachsen nicht nur die Belastungen erheblich, sondern auch Risiken und Gefahren. Für den normalen Körper ist tägliches leichtes bis mittelschweres Radeln viel gesünder und risikofreier als Extremfahren.

Heimtrainer bzw. Fahrradergometer

Die Alternative zur Radtour im Freien ist das Strampeln auf dem Heimtrainer. Sie verlieren zwar die schöne Landschaft, gewinnen aber einiges: Sie können sich zu jeder Zeit und bei jedem Wetter auf das Gerät setzen. Sie können dabei Musik hören, Zeitung lesen, sich mit Ihrer Frau bzw. Ihrem Mann unterhalten oder sich alleine Gedanken machen – und das alles ohne Unfallrisiko. Das Radeln auf dem Heimtrainer oder Fahrradergometer kann zum täglichen Vergnügen werden. Sie stellen das Gerät zu Hause auf und setzen sich bei jeder Gelegenheit drauf. Sie können dabei lesen oder Musik hören, und quasi nebenbei trainieren Sie Ausdauer und Kraft. Außerdem werden verbessert: Stoffwechsel, Muskeln, Sehnen und Gelenke, Herz und Kreislauf. Unabhängig vom Wetter können Sie Tag und Nacht Ihre Runden drehen. Stellen Sie die Kalorienanzeige auf dem Ergometer auf ca. 250 Kilokalorien ein, nicht mehr als 400 Kilokalorien. Gesundheitliche Risiken bestehen kaum, wenn Sie achtgeben und den Puls kontrollieren.

Physiologisch gleichwertig

Die physiologisch günstigen Faktoren des Radfahrens hingegen bleiben voll erhalten. Mit den programmierten Fahrradergometern können Sie sogar durch fiktive Landschaften (bergauf oder bergab) radeln, Ihren Puls messen, den Belastungsgrad bestimmen und am Ende der Tour die abgestrampelten Kalorien ablesen.
Wenn Sie sich mit der Auswahl einer geeigneten Bewegungsform schwertun, kann ich Ihnen sehr zum Heimtrainer bzw. Fahrradergometer raten. Dies gilt für Jüngere, aber erst recht auch für Ältere, weil Sie die gesundheitlichen Risiken damit voll im Griff haben. Nur auf Ihren Puls müssen Sie selbstverständlich achten.

Ideal: Radeln vor dem Fernseher

Mit der neuronalen Karte »Radeln vor dem Fernseher« wage ich mich auf riskantes Terrain. Wenn die Leute heute stundenlang unbewegt vor dem Fernseher sitzen, finde ich jede Lösung, die Bewegung ins Wohnzimmer bringt, gerechtfertigt. Darf man beim Beten rauchen? Nein. Darf man beim Rauchen beten? Ja. Es kommt also immer darauf an. Die Leute sagen, sie hätten keine Zeit für Bewegung und Sport, schon gar nicht 30 Minuten am Tag. Aber vor dem Fernseher verbringen sie täglich

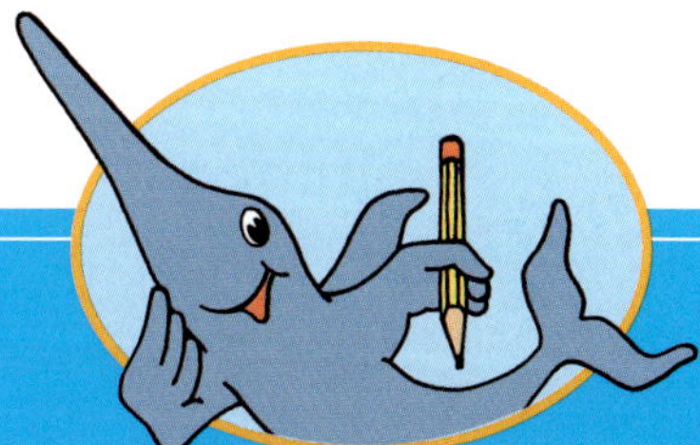

Radeln vor dem Fernseher

Holen Sie sich doch einen Ergometer ins Fernsehzimmer. Diesen gibt es als Sitzfahrrad, als Ergometer mit Liegesitz oder nur als einfachen Treter. So können Sie den Film oder die Nachrichten anschauen, und nebenbei trainieren Sie Muskeln, Herz und Kreislauf, Stoffwechsel und vieles mehr. Und 200 bis 300 Kilokalorien verbrauchen Sie in 25 bis 30 Minuten auch.
Positiver Effekt: *Sie verbinden sehr nützlich zwei bisher völlig getrennte Dinge. Eine ganz neue Erfahrung. Sie genießen diese Form der aktiven Entspannung im Alltag.*

zwei bis drei Stunden. Da kommt alles Schlechte zusammen: Man sitzt fast unbewegt, trinkt und futtert. Das Gegenteil dessen, was den Menschen guttut.

Die neuronalen Wirkungen des Radelns

Wie das Gehen kann ich Ihnen auch das Radfahren in seinen Variationen aus Sicht der neuronalen Programmierung uneingeschränkt empfehlen. Radfahren bedeutet auf sehr natürliche Weise eingesetzte neuronale Karten. Nach einer Phase der Eingewöhnung (neuronale Bahnung) wird es Sie geradezu auf den Sattel drängen. Sie werden mit der Zeit nicht die Lust daran verlieren, sondern das Bedürfnis, Fahrrad zu fahren, wird stärker werden.

Ich habe eine interessante Beobachtung gemacht. Beim Radfahren kommen mir nach zehn bis 15 Minuten ungewöhnlich gute Gedanken und Ideen, und zwar solche, die mir beim konzentrierten Denken gerade nicht einfallen. Oft war ich während einer Stunde radeln produktiver als an einem ganzen Arbeitstag. Wie das?

Ein »Radweg« liegt neurowissenschaftlich nicht weit von einem »Gedankenweg« entfernt. Neurowissenschaftler bestätigen immer mehr die sehr enge Verbindung von Erkenntnisprozessen und Bewegungsvorgängen. Der motorische Cortex bewegt halt nicht nur die Muskeln. In unserem Gehirn sind kognitive und motorische Prozesse direkt miteinander verbunden. Daher brauchen wir uns nicht zu wundern, wenn wir bei guten Bewegungen auch auf gute Gedanken kommen. Ja, noch mehr. Körperliche Bewegung trainiert und aktiviert das Denken. Insofern sind beim Radeln auch unsere Gedanken »in Fahrt«.

Fahrrad fahren

Wenn Sie es sich zutrauen, steigen Sie aufs Rad – in Alltag und Natur und möglichst oft. Neuronal mobilisiert Sie das Radfahren gleich mehrfach, als Bewegungsablauf, als Anstrengung, als Koordination und als Erlebnis. Muskeln und Neuronen werden gleichermaßen beansprucht. Auf ebenem Gelände erreichen Sie in ca. 25 bis 30 Minuten das Tagespensum von 250 bis 400 kcal. Wenn's leicht aufwärtsgeht, reichen 20 bis 25 Minuten. Oft sind Sie schneller als die Autos, aber langsamer als die Hast.

Ein bisschen gefährlicher als Gehen ist Radeln schon. Die richtige Ausrüstung ist wichtig: Helm, gute Bremsen, gute Kleidung, Lichter.

Es gibt nichts Gutes, außer man tut es

Ich habe das »Gehen« und das »Radeln« so ausführlich dargestellt, weil beide Bewegungsarten sehr praxisfähig sind, von jedem betrieben werden können, leicht in den Alltag einzubauen sind und die richtige Qualität und Quantität an Bewegung ermöglichen. Und allein darauf kommt es letztlich an, wenn es um regelmäßige körperliche Ertüchtigung geht. Golf spielen ist selbstverständlich auch gut, aber wer macht das schon täglich …

Aerobe und anaerobe Energiebereitstellung

Das ist eine der besten Botschaften für alle Übergewichtigen, die abnehmen wollen, aber keine Lust auf harten Sport haben: Für die gute Fettverbrennung ist anstrengender Sport vollkommen ungeeignet. Wer sich völlig verausgabt, wer schwitzt, schnauft und nach Luft ringt, befindet sich im sogenannten anaeroben Bereich der Energiebereitstellung und verbraucht viel Glukose und kein Fett. Wer dagegen optimal Fett verbrennen will, muss sanftere Methoden der Bewegung bei mittelschwerer Belastung auswählen. (Fürs Joggen bedeutet das z. B. nur so schnell zu laufen, dass man sich währenddessen mühelos unterhalten kann.) Dann werden von der verbrauchten Gesamtenergie bis zu 70 Prozent aus den Fettpolstern geholt.

Wenn Sie vor Löwen fliehen …

Die Ursache für diesen beachtlichen Sachverhalt liegt mal wieder bei unseren Urahnen. Die ersten Menschen hatten sich energetisch auf zwei Situationen vorzubereiten. Erstens auf Wanderungen über lange Strecken mit geringem Energiebedarf, zweitens auf Jagd oder Flucht mit sehr hohem Energiebedarf über einen kurzen Zeitraum. Für diese beiden Situationen hat der menschliche Körper zwei vollkommen verschiedene Systeme der Energielieferung entwickelt, das aerobe und das anaerobe System. Bis zu mittelschweren Belastungen funktioniert das aerobe, ab größeren Belastungen das anaerobe System.

Der entscheidende Punkt ist, dass das anaerobe System der extrem schnellen Bereitstellung von viel Energie voll auf die eher geringen Glukosereserven zurückgreifen muss. Bei der langsamen und mitt-

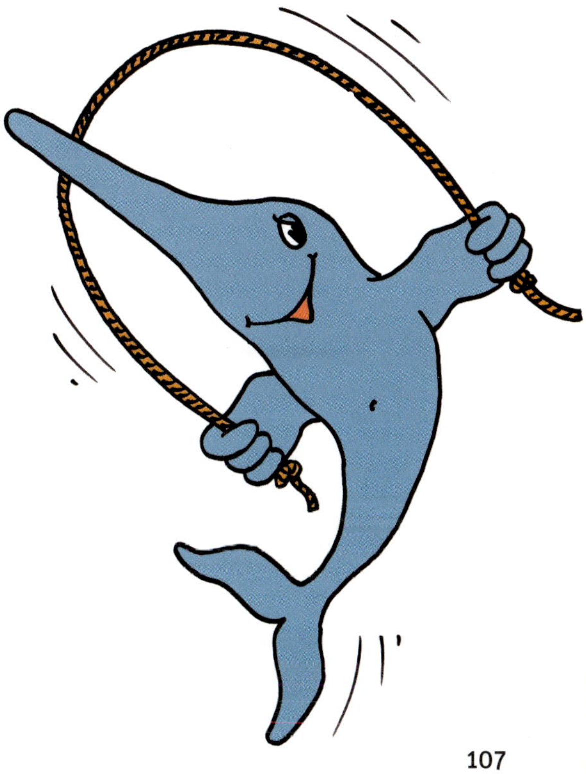

leren Energiebereitstellung werden dagegen bis zu 70 Prozent Fett und der Rest in Form von Glukose verbraucht. Hier findet also Fettoxidation statt. Wer vor einem Löwen flieht oder eine Wildsau angreift, braucht schlagartig maximale Energie für nur kurze Zeit. Hierfür ist Glukose, nicht Fett geeignet. Aber über lange Strecken geringerer Belastung ist der Energiestoffwechsel mit Fett viel günstiger, weil man große Fettreserven ansammeln kann und zudem Zeit für die Umwandlung der Energie zur Verfügung hat.

Langsam bewegen bringt Segen

Diese unterschiedliche Energieverbrennung hat enorme Folgen für jede Absicht abzunehmen, schlank zu werden und gesund zu bleiben. Man kann nämlich eindeutig sagen, dass erstens körperliche Aktivität zum Abnehmen nötig ist, zweitens diese Aktivität in einem bestimmten Belastungsbereich stattfinden muss, und drittens dafür manche Bewegungsformen geeignet, andere vollkommen ungeeignet sind.

Anstrengender Sport ist für die Fettverbrennung ungeeignet. Was viele nicht wissen. Sie machen den Fehler und strengen sich beim Joggen usw. mächtig an, schwitzen und quälen sich und glauben, einen guten Batzen Fett weggearbeitet zu haben. Eine genauere Betrachtung zeigt aber ein deprimierendes Ergebnis. Tatsächlich haben sie im anaeroben Bereich trainiert, haben nur Glukose verbraucht, kommen nach Hause und haben Heißhunger, weil die Glukoselager sofort auf rasche Auffüllung drängen. Fett wurde nicht oder kaum verstoffwechselt.

Bleiben Sie im aeroben Bereich

Daraus ergibt sich ein eindeutiger Rat an Sie: Zum Abnehmen und Gesundbleiben ist anstrengender Sport nicht die optimale Lösung. Suchen Sie sich Bewegungsformen im aeroben Bereich, d. h. etwa bei der Hälfte Ihrer maximalen Belastungsgrenze, wo Sie noch keinen hohen Puls haben, vielleicht etwas schwitzen, noch nicht nach Luft ringen und sich noch gut unterhalten können. Logischerweise brauchen Sie für den Verbrauch von 200 bis 300 Kilokalorien mehr Zeit, dafür wird Ihnen die Energie aber auch an der richtigen Stelle (Fettlager) weggenommen.

Achtung Anfänger und Ältere!

Bewegung tut nicht nur gut, sondern kann auch riskant sein, wenn man Fehler macht. Sie schaden sich, wenn Sie es drei Tage lang übertreiben und dann drei Wochen humpeln. Halten Sie sich an drei Regeln:

1. **Weniger Bewegung** zu Beginn und dann langsam steigern. Nie zu viel.
2. **Gute Ausrüstung ist wichtig,** besonders gute Schuhe.
3. **Langsam und öfter** ist besser als schnell, aber selten.

Erobern Sie sich die Welt der aeroben Bewegung …

In diesem Zusammenhang möchte ich Ihnen noch von einem anderen interessanten Sachverhalt berichten. Die Halbierung unseres Bewegungsumsatzes hat nicht nur in der Abschaffung der schweren Körperarbeit ihre Ursache, sondern ganz besonders auch im Verlust der mittelschweren physikalischen Arbeit. Wir haben die Welt der aeroben Bewegungen wesentlich da verloren, wo unser Fettstoffwechsel seine größten Umsätze hatte.

Der Schwerpunkt liegt heute auf den leichten Belastungen, also im unteren Bereich des aeroben Stoffwechsels. Wenn wir dann merken, dass die Bewegung zu wenig ist, rennen wir ins Fitnessstudio und trainieren im schweißtreibenden anaeroben Bereich. Ein Fehler, weil der eigentliche Bewegungsmangel im oberen Bereich der aeroben Sphäre liegt, also bei den mittelschweren Belastungen. Hier liegt eine wesentliche Ursache für das Übergewicht in der Gesellschaft. Die beste Prävention ist die Rückeroberung der Bewegungsformen im oberen aeroben Belastungsbereich.

… mit etwa 30 Minuten täglich zurück

Spazieren gehen ist zu wenig, anstrengendes Joggen jedoch zu viel. Die Lösung liegt dazwischen, das heißt zwischen forciertem Gehen und mäßigem Bergaufwandern. Alle anderen Bewegungsformen, die dazwischen liegen, sind ebenfalls geeignet. Nun ist es interessant, dass praktisch alle Bewegungsarten, die in diesem Bereich liegen, für einen Verbrauch von 200 bis 400 Kilokalorien rund 30 Minuten an Aktivität verlangen, im Einzelnen abhängig von Gewicht und Körpergröße. Mit anderen Worten: Mit ca. 30 Minuten täglicher körperlicher Aktivität im oberen aeroben Bereich haben Sie Ihr Problem mit dem Bewegungsmangel und all seinen Folgen für Wohlbefinden und Gesundheit gelöst.

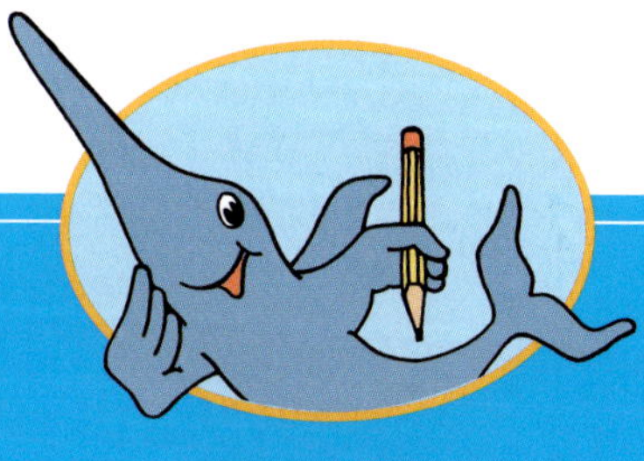

Draußen

Entscheiden Sie sich: Es gibt 1 000 Möglichkeiten, sich in der Natur zu bewegen: im Park, im Wald, in freier Landschaft oder auf den Wegen Ihres Wohnorts. Ihr Körper nimmt, was Sie ihm anbieten. Er kann, was Sie von ihm fordern. Er läuft, wohin Sie wollen.

Positiver Effekt: *Sie entscheiden sich für die Natur, und schon sind Sie in Bewegung. Natur und tägliche Bewegung sind auf diese Weise leicht zu machen. Bewegung in der Natur entspannt und spannt Ihren Körper zugleich. Es gibt keinen einfacheren Weg zum einfachen Glück.*

Das Kleeblatt der Bewegungsarten

Eine gute Systematisierung stellt das Kleeblatt der Bewegungsarten dar. Es hilft Ihnen, Ihre Entscheidung für die richtige Bewegung zu finden.

Die vier Blätter, die Ihnen Glück bringen sollen, sind:

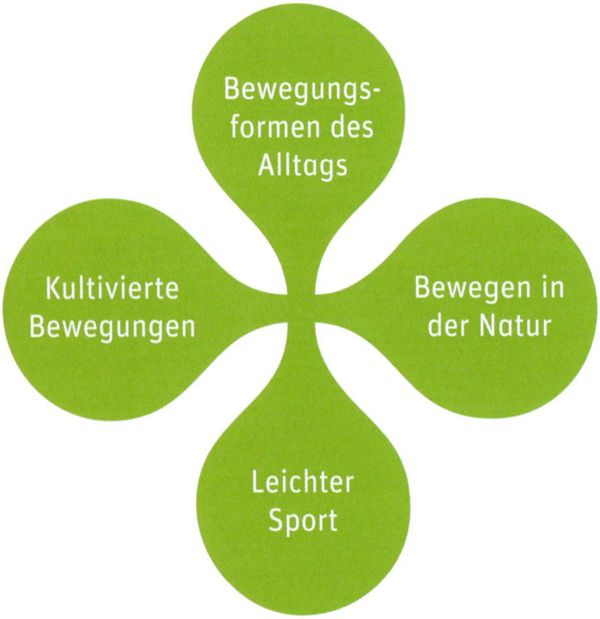

Blatt 1: Bewegungsformen des Alltags

Sie werden jetzt verstehen, warum ich mich am Anfang dieses Kapitels so lange mit dem forcierten Gehen und mit dem Radfahren befasst habe. Weil diese beiden Bereiche ziemlich ideale Lösungen zulassen. Jetzt möchte ich noch einige andere nennen. Zum Alltag gehört natürlich auch die Arbeitssphäre. Jeder Arbeitsplatz ist verschieden, aber weltweit wächst bei den Unternehmen die Einsicht, dass für die körperlich-mentale Fitness der Mitarbeiter etwas getan werden muss. Weil das die Produktivität erhöht, sind viele Unternehmen bereit, entsprechende Räume einzurichten und Geräte bereitzustellen.

Blatt 2: Bewegen in der Natur

Natur ist überall, auch in der Stadt. Natur ist da, wo Sie den Stress der Zivilisation hinter sich lassen. Die Chinesen üben Tai-Chi in den Parks, die New Yorker joggen rund um die Seen im Central Park. Wo wandern, rennen, klettern oder rudern Sie? Ihr Körper fühlt sich in der Natur frei, deshalb bewegt er sich gerne in ihr. Der Körper passt zur Natur wie der Fisch zum Wasser. Deshalb gibt es für Ihren Körper nichts Besseres, als sich in der Natur zu bewegen. Da ist er in seinem Element. Da lebt er auf. Da ist er am sichersten, dass er lebt. Bewegung in der Natur ist der Schlüssel zu allem, draußen und drinnen. Das Tor ist weit geöffnet und wartet auf Sie.

Blatt 3: Kultivierte Bewegungen

Unsere Kultur hat die Bewegung abgeschafft, statt sie zu kultivieren. Unter Kultur verstehen wir Theater- und Kinobesuche. Aber eine Bewegungskultur haben wir nicht etabliert. Der Übergang von der körperlichen Arbeit zum körperlichen Vergnügen ist bisher misslungen. An die Stelle der verschwundenen körperlichen Arbeit ist keine ausgleichende Bewegungskultur getreten. In Asien haben die Menschen uns in dieser Hinsicht einiges voraus.

Power-Yoga und andere Asiaten

Eine hohe Kunst ist die Verbindung von Bewegung, Energiefluss und Meditation. Zu dieser Kunst gehören asiatische Bewegungsformen wie Yoga, Tai-Chi oder Qigong. Im Westen steht eher der meditative Aspekt dieser Bewegungsformen im Vordergrund, dabei liegen ihre Ursprünge auch in der Kampfkunst. Darüber hinaus wird bei diesen Bewegungsformen viel Energie nicht durch dynamische Arbeit, also durch sichtbare Bewegung, sondern auch durch statische Arbeit, d.h. durch Muskelspannung in scheinbarer Ruhe, verbraucht. Schließlich ist die strenge Verbindung von physikalischer Energie und psychischer Energie hervorzuheben. Yoga, Tai-Chi und Qigong stellen höchste Kulturformen der meditativen Bewegung dar, indem Sie Lebenslauf und Energiefluss als körperlich-geistige Einheit betrachten. Als innere und äußere Energiebalance dienen sie der Lebensfreude und der physisch-psychischen Gesundheit des Körpers. Sie sind damit höchste Formen der Bewegungskultur auch im Schwertfisch-Konzept. Zum Erlernen dieser Übungen sollten Sie sich einen Lehrer nehmen.

Machen Sie Bewegung zur Kultur

Doch es gibt noch andere Möglichkeiten, Bewegung zu kultivieren, nämlich indem Sie sich mit Freunden zusammentun und so ein regelmäßiges Bewegungsritual einrichten. Schauen Sie sich zu diesem Vorschlag folgende neuronale Karte an. Erobern Sie sich mit ihr die alten Spiele neu zurück.

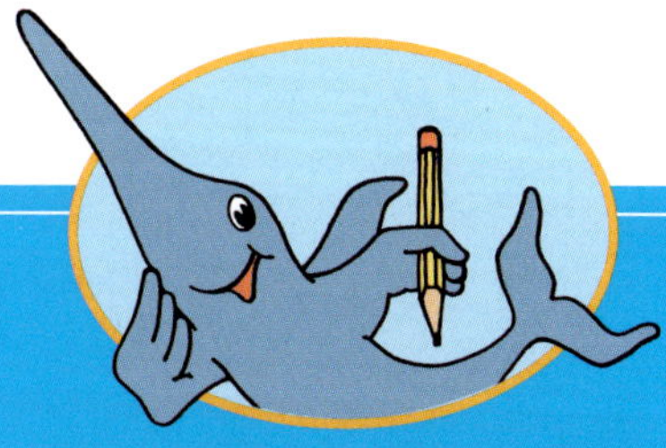

Freundschaftsspiele

Gründen Sie eine Bewegungsgruppe oder organisieren Sie Freundschaftsspiele. In einer Turnhalle, im Freien, zum Schwimmen oder zum Wandern. Oder Sie schließen sich bestehenden Angeboten an. Wenn man einen regelmäßigen Termin hat, fällt es einem auch leichter, den bekannten inneren Schweinehund zu überwinden.

Positiver Effekt: *Sie verbinden notwendige Bewegung mit sozialem Erlebnis. Statt Bier und Stammtisch frische Luft und gute Gespräche. Sie ernten Glücksgefühle aus der Verbindung von schöner Natur und der Anwesenheit Ihrer Freunde.*

Blatt 4: Leichter Sport

Unter leichtem Sport verstehe ich Sportarten, die wesentlich den aeroben Belastungsbereich beanspruchen. Natürlich ist es auch kein Fehler, in den anstrengenden anaeroben Bereich zu geraten, wenn man fit genug ist. Aber für eine große Zahl vor allem älterer Menschen ist das nicht nur zu anstrengend, sondern auch mit einem zu hohen Verletzungsrisiko verbunden.

Worauf sollten Sie bei der Sportart achten?

Es gibt einige klare Kriterien für die Auswahl der für Sie richtigen sportlichen Bewegungsform. Beispielsweise folgende:

- **keine zu starke Belastung**
- **regelmäßige Teilnahme möglich**
- **gut zu erreichen**
- **nicht zu teuer**
- **keine gesundheitlichen Risiken**
- **vorwiegend aerober Belastungsbereich**
- **Lust zum Mitmachen**

Folgende Sportarten können diese Bedingungen erfüllen:

- **Schwimmen**
- **Gymnastik**
- **Tanzen**
- **Badminton**
- **Golf**
- **Skilanglauf**

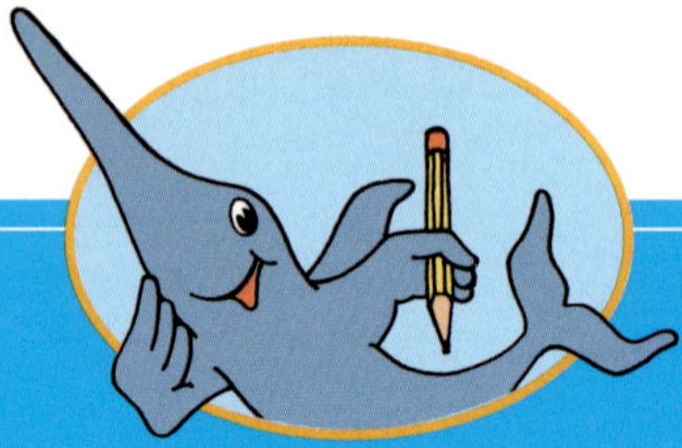

Schnell anmelden

Melden Sie sich sofort für ein Studio oder einen Verein an. Ist der Schritt erst einmal getan, laufen Sie dann von selbst hin.

Positiver Effekt: *Sie greifen eine alte Tradition auf und füllen sie mit neuem Leben. Gute Vereine und Studios sind keine »Muckibuden«, sondern Orte zur gesunden Bewegung. Es macht viel Spaß, regelmäßig mit Gleichgesinnten leichten Sport zu treiben.*

Natürlich sind das nur einige von vielen. Prüfen Sie, was für Sie infrage kommt, und entscheiden Sie. Die Teilnahme in einem Verein hat Vorteile, aber das hängt von Ihrem Typ ab. Zögern Sie nicht lange, wählen Sie aus und melden Sie sich an. In vielen Vereinen sind übrigens auch Schnupperstunden für Unentschlossene möglich.

Neuronale Bewegungskarten selber machen

Eigentlich ist es sehr einfach, neuronale Karten zur Bewegung selbst herzustellen. Man kann es überall in jedem Augenblick. Zum Beispiel jetzt, in diesem Moment. Alle Muskeln stark anspannen, eine Weile halten und langsam entspannen. Oder: sich einige Sekunden an eine Stange oder Ähnliches hängen, vielleicht einen Klimmzug probieren. Oder: zehn Liegestützen.

Die wichtigste neuronale Bewegungskarte, die Sie für sich erlernen sollten, ist die zur Überwindung des toten Punkts: vom Nichtstun zur Handlung. Von der Passivität zur Aktivität. Sich motivieren lernen.

Stellen Sie sich Ihr Bewegungsprogramm zusammen. Wie wär's mit:

- fünf Minuten Morgengymnastik
- zehn Minuten auf dem Heimtrainer
- zur Arbeit ganz oder teilweise gehen oder radeln
- bei der Arbeit entspannen üben
- nach der Arbeit regelmäßig joggen, radeln oder Ähnliches
- mit Freunden ein Bewegungsprogramm machen
- Bewegung und Kommunikation verbinden: Lauftreff, Nordic-Walking-Treff, Tanzen
- unter Anleitung kultivierte Bewegung erlernen: Power-Yoga, Tai-Chi, Verbindungen von Kraft und Meditation

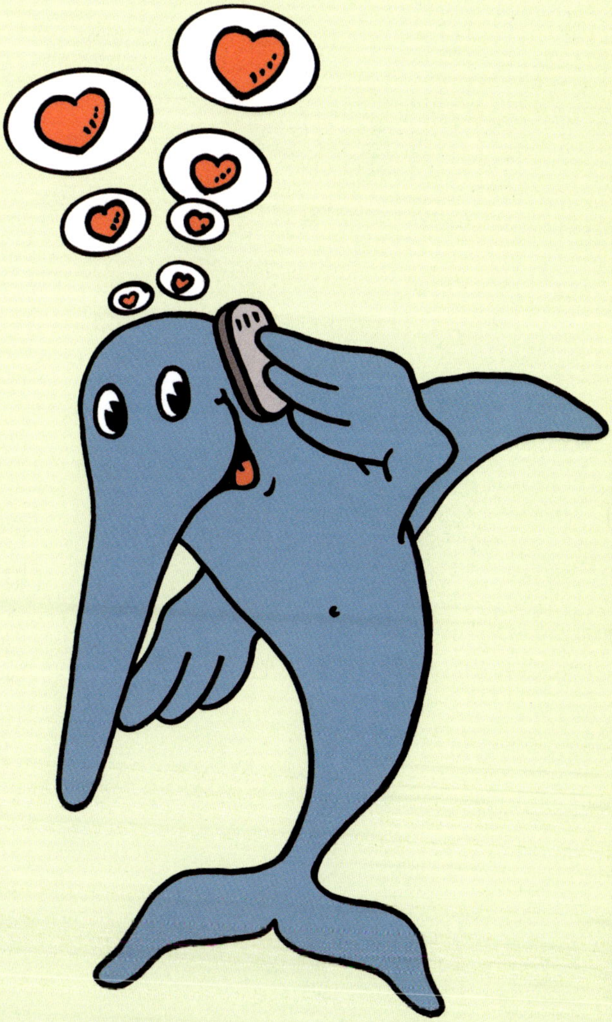

7

Besser leben mit den neuronalen Karten

Zeigen Sie mir Ihre Wohnung und ich sage Ihnen, wie dick Sie sind

Betrachten Sie einmal einen **Fisch im Aquarium**. Er kann noch so gesund und lebendig sein, wenn Sie sein Wasser vergiften, nützt ihm das alles nichts. Der Fisch ist nur so fit, wie es das Wasser erlaubt. Lesen Sie in diesem Kapitel, wie **Ihr Zuhause** aussehen muss, damit Sie sich munter wie ein Fisch im Wasser fühlen.

Wenn Sie in einer Umwelt leben, die Sie andauernd zu falschen Handlungen verführt, haben Sie keine Chance, schlank und gesund zu bleiben. Und jetzt werfen Sie doch mal einen Blick in Ihre Küche, Ihren Kühlschrank und in Ihre Wohnung überhaupt. Die meisten Menschen, die Probleme mit ihrem Körper haben, machen sich viel zu wenig klar, dass das praktisch immer mit einer falsch eingerichteten Umwelt zusammenhängt, das lebende Inventar inbegriffen. Anders gesagt, wer sich mit Dickmachern umgibt, braucht sich nicht zu wundern, dass er im Resultat auch dick wird. Oder?

Werfen Sie einen Blick in Schubladen und Fächer ...

Machen Sie die Probe aufs Exempel. Wenn Sie übergewichtig sind, werden sie eine Menge an Fertigprodukten, Dosen, Fast Food, Industriebrot, fette Würste und Fleisch, Butter und Käse, Zuckerlimonaden, gesüßte Säfte, Bier, Schnaps und Wein finden. Ihr Körper ist ein Abbild genau dieser Umgebung.

... und ändern Sie einiges

Im Wort »aufräumen« steckt der Begriff »Raum«. Genau darum geht es. Sie brauchen den richtigen Raum um sich herum. Wenn das, was Sie umgibt, falsch ist, dann sind Sie selbst falsch. Es lohnt sich also, den Raum um Sie herum zu betrachten und ganz konsequent einige Dinge zu ändern.

Schlanke Organisation für einen schlanken Körper

In den modernen Unternehmen spricht man von »Lean Management«, schlanker Organisation. Diese hat die Wirtschaft umgekrempelt. Man hatte festgestellt, dass die Firmen viel zu schwerfällig arbeiteten, zu viel Ballast mit sich herumschleppten, und daher immer weniger effizient wurden. Dann hat man diese Unternehmen radikalen Schlankheitskuren unterzogen. Die Erfolge waren umwerfend. Viel Material konnte eingespart werden, die Entscheidungen erfolgten schneller und eine höhere Produktivität wurde erzielt. Die Verschlankung tat den Unternehmen also ausnehmend gut. Man hatte das so nicht erwartet.

Ihr ganz privates »Lean Management«

Warum sage ich Ihnen das? Weil Sie es unmittelbar auf Ihre Privatsphäre übertragen können. Vielleicht sind die möglichen Erfolge dort noch größer. Die Ursachen dafür sind doch klar. Wie wollen Sie zum schlanken Körper kommen, wenn Sie um sich herum alles vollstellen, vieles im Überfluss haben und mit jedem Schritt und Tritt auf »Füllstoff« stoßen?
Ich wage eine Behauptung: Die Hälfte des Weges zum gesunden und schlanken Körper ist Organisation. Ohne Organisation geht gar nichts. Wenn Sie nicht das Richtige zum Essen und Trinken im Haus haben, das Falsche aber massenhaft herumliegt, dann brauchen Sie sich nicht zu wundern, dass Sie den falschen Körper bekommen. So einfach ist das.

Schlankheit muss organisiert werden

Etwas anderes kommt noch dazu: Organisatorische Entscheidungen sind im Vergleich zu psychischen Entscheidungen viel leichter zu treffen. Organisatorische Veränderungen sind gut machbar, psychische fallen schwer. Daraus gilt es, einen glasklaren Schluss zu ziehen. Stürzen Sie sich auf die Aufgabe, Ihre Privatsphäre und Ihren Wohnbereich konsequent umzukrempeln, zu verschlanken. Sie können sich sehr viel psychische Arbeit und Frust ersparen, wenn Sie sich richtig einrichten.

Schlanke Organisation des Essens und Trinkens

Die Tatorte der falschen und richtigen Organisation der Ernährung sind die drei K: Küche, Kühlschrank und Keller. Auch das Grundübel ist schnell erkannt. In Küche,

Eine große Aktion

Eine solche Aktion bei Ihnen zu Hause bezieht sich sowohl auf die Ernährungsseite als auch auf die Bewegungskomponente. Und darüber hinaus noch auf das allgemeine Lebensgefühl innerhalb Ihrer vier Wände. Ziehen Sie Ihre Aktion für diese drei Bereiche durch.
Kümmern Sie sich beispielsweise an einem Wochenende um die Grobarbeit, dann Stück für Stück beim Einkaufen etc. um die Kleinarbeit. Auf die drei Bereiche der organisatorischen Verschlankung gehe ich jetzt noch detaillierter ein.

Kühlschrank und Keller stehen viel zu viele falsche Sachen und viel zu wenige richtige. Die Aktion, die Sie hier durchführen wollen, heißt daher »rauswerfen – reinholen« (siehe Seite 119).

Wie sieht es aus in Kühlschrank und Küche?

Es ist heute so leicht, gute und gesunde Lebensmittel zu kaufen und aufzubewahren. Wir sind dafür mit unseren Kühlschränken und Gefrierfächern hervorragend eingerichtet. Das ganze Jahr über bekommen Sie frisches Obst und Gemüse, Fisch, Qualitätsfleisch und gesundes Brot.

Symbol unserer Esskultur: Fast Food

Ebenso leicht ist es aber auch, sich vollkommen ungesund einzurichten. Die industrielle Produktion von Nahrungsmitteln verführt uns zu einfachen und schnellen Lösungen. Fertiggerichte und »Fast Food« sind zu den Symbolen unserer modernen Esskultur geworden. Es ist schon interessant zu sehen, wie wir aus zwei Möglichkeiten der Ernährung nicht die gesunde, sondern die schlechte und schnelle auswählen. »Schnell, viel und schlecht« gewinnt überraschenderweise gegen »langsam, ausreichend und gut«. Sicherlich gibt es viele pragmatische Gründe, sich so zu verhalten. Wir stehen unter Zeitdruck. Wir haben keine Geduld für eine langwierige Zubereitung. Die Kinder werfen sich die Pizza selbst in den Backofen und sind zufrieden. Preiswert ist es auch. Es gibt viele Erklärungen.

Essen beeinflusst das Lebensgefühl

Aber wir müssen uns klarmachen, dass diese mehrere Kilos pro Tag in unseren Körper hineinkommen und Teil von ihm werden. Jedes Gramm Nahrung gerät in einen vielschichtigen Stoffwechselprozess und wird zu einem Mitgestalter unseres Lebens und des Lebensgefühls. Eigentlich wäre da schon zu erwarten, dass wir das gute Essen dem schlechten vorziehen.

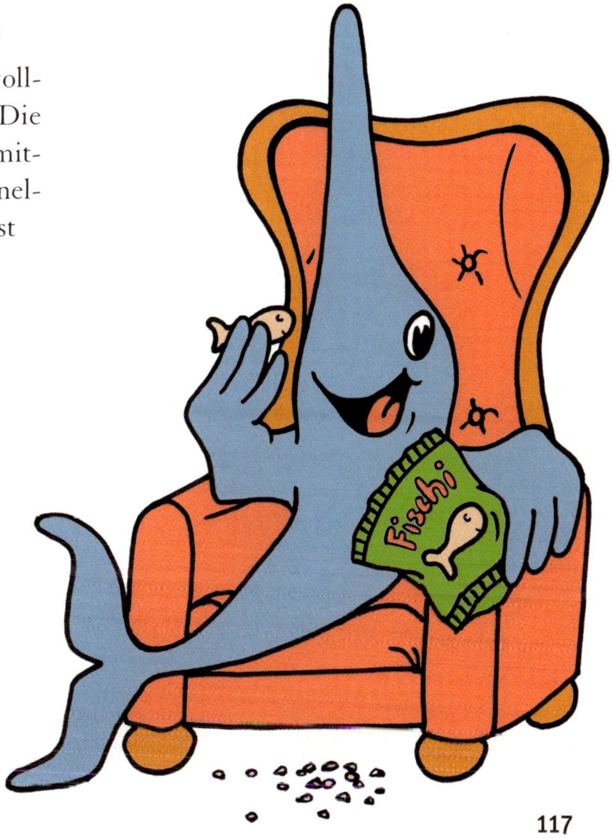

Was ist Ihnen Ihr Körper wert?

Wie können wir also der »guten« Seite mehr Chancen geben? Die Lösung muss pragmatisch sein, aber sie sollte auch einen sicheren Ausgangspunkt haben, der das konkrete Verhalten anleiten kann. Dieser sichere Ausgangspunkt ist die Wertschätzung des eigenen Körpers. Wie würden wir jammern, wenn unsere Autowerkstatt beim Ölwechsel ein minderwertiges Motorenöl eingefüllt hätte.

Unser Auto betrachten wir als wertvolles Vermögen, unseren Körper bisher nicht. Hier liegt das Grundübel. Der wertvolle Körper sollte also die Richtschnur für alles sein, mit dem wir ihn umgeben, und vor allem, was wir in ihn »hineinfüllen«. Das ist eine handlungsfähige Leitmaxime. Mit dieser Leitmaxime haben Sie genügend Kriterien, die »Rauswerfen-reinholen-Aktion« durchzuführen. Ein paar Empfehlungen gebe ich Ihnen dazu.

Vorrat richtig organisieren

Unsere Großeltern beherrschten noch die Kunst der richtigen Vorratshaltung. Es blieb ihnen auch gar nichts anderes übrig, weil sie noch über keinen Kühlschrank und keine Gefriertruhe verfügten. Bei uns stehen zwar solche Geräte, aber von Vorratshaltung wissen wir nicht mehr viel.

Getränkevorrat

Am einfachsten ist die kluge Bevorratung der Getränke. Besorgen Sie sich zwei, drei Kisten Mineralwasser. Sie können sich diese auch liefern lassen. Damit ist das Wichtigste schon erledigt. Ich bin gegen große Wein- und Bierlager. Gegen einige wenige gute Flaschen auf Lager spricht nichts. Aber für mich kann ich sagen, dass große Vorräte fast automatisch zu großem Konsum verleiten. Aber das muss jeder für sich entscheiden.

Obst- und Gemüselager

Für eine gesunde Lebensweise ist ein geeignetes Obst- und Gemüselager unentbehrlich. Natürlich kommt es hier auf die Wohnbedingungen an. Wer über einen kühlen Keller verfügt, hat in dieser Hinsicht viele Vorteile. Aber auch in Wohnungen lassen sich in Verbindung mit dem Kühlschrank spezielle Kühlbereiche bzw. -fächer einrichten. Die Technik ist hier oft schon viel weiter vorangeschritten als unser Bewusstsein.

Gefrierschrank

Eine hervorragende Möglichkeit der mittelfristigen Vorratshaltung sind natürlich geeignete Gefrierschränke. Sie sind heute preiswert zu bekommen und platzsparend. Gefrierschränke stellen eine geeignete Methode zur Bevorratung vieler wichtiger Lebensmittel dar, z. B. von Fleisch, Fisch, Gemüse, Obst und Brot. Ernährungswissenschaftlich ist gegen das Einfrieren von Lebensmitteln nicht viel einzuwenden. Ich empfehle Ihnen daher, einen Gefrierschrank anzuschaffen, wenn Sie noch keinen haben. Achten Sie allerdings darauf, dass er groß genug ist und geeignete Fächer hat.

Aktion: Werfen Sie raus und holen Sie rein!

Rauswerfen: Fertiggerichte

- Minutensuppen
- Dosen
- Fertigpizzen
- Weißbrot
- Fettige Würste
- Schlechte Fette und Öle
- Snacks und Riegel
- Zuckerbonbons
- Zuckerhaltige Getränke
- Mayonnaisen
- Remouladen
- ... und alle Fertiggerichte, die Sie »fertig machen«!

Reinholen: Frisches Obst und Gemüse

- Eine gute Auswahl an saisonalem Obst und Gemüse
- Eine gute Auswahl an regionalem Obst und Gemüse
- Hochwertige Öle
- Frische Kräuter und Gewürze
- Vollkornbrot
- Früchtemüsli
- Nahrungsmittel mit Ökosiegel
- Gute Obst- und Gemüsesäfte
- Verschiedene Nusssorten
- Eine Tafel Bitterschokolade
- Eine gute Flasche Weiß- oder Rotwein
- Mineralwasser
- ... alles, was Sie aus den Nahrungsfallen »rausholt«!

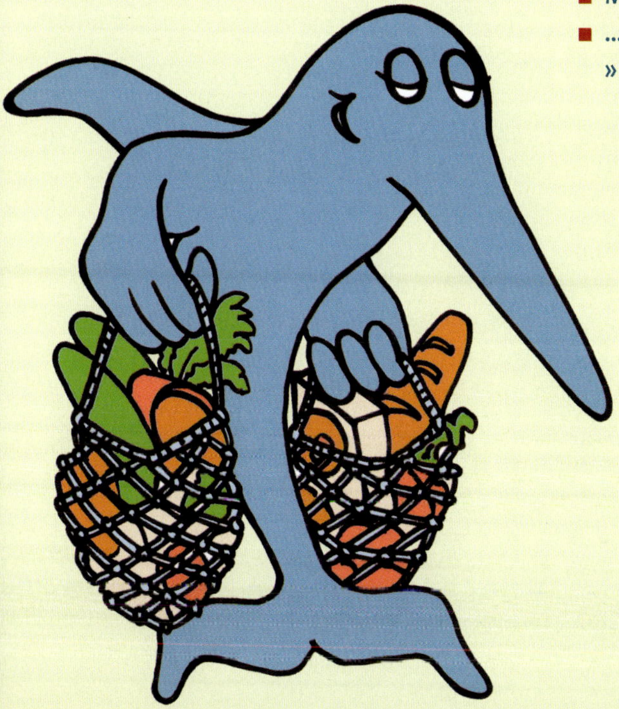

Schlanke Organisation von Bewegung und Sport

Ihr Körper kommt nicht ohne Ernährung und auch nicht ohne Bewegung aus. Im einen Fall würde er verhungern, im anderen physiologisch kollabieren. Aber es gibt einen interessanten Unterschied: Der Boykott der Ernährung führt zu massivem Hunger bzw. Durst. Aber wozu führt keine oder sehr wenig Bewegung? Das merken Sie zunächst nicht so deutlich. Aber ist der Mangel an Bewegung daher weniger riskant?

Wohnen soll zum Entspannen da sein

Vermutlich ist Ihr Zuhause so eingerichtet, dass Sie jede Menge essen und trinken, sich aber kaum bewegen können. Damit bildet sich in ihr genau das Problem ab, das Sie mit Ihrem Körper haben. Die Wohnung ist vollgestellt mit Stühlen, Liegen und Betten, d.h. mit Geräten, die uns von der schweren Arbeit und mühevollen Bewegung ausruhen lassen. Dazu ist doch unser Zuhause da.

Müssen wir uns zu Hause ausruhen?

Genau betrachtet aber ruhen sich die meisten von uns von Bewegungen aus, die nicht mehr stattfinden. Wir lassen unsere Muskeln und andere Organe zu Hause sich von Belastungen erholen, die wir ihnen gar nicht zugemutet haben. Eigentlich ist es ein Reflex auf eine untergegangene Zeit. Die früheren Arbeitstage waren lang und mit viel körperlicher Anstrengung verbunden. Es wurde eine Menge an physikalischer Arbeit verrichtet. Dann war es nur logisch, sich nach Feierabend zu Hause zu erholen und auszuruhen.

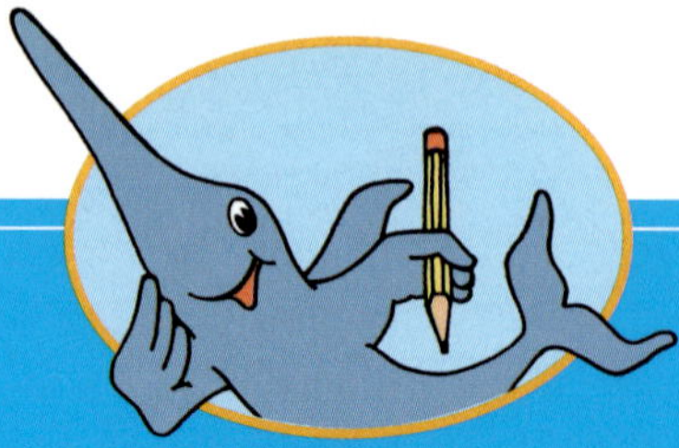

Bewegung zu Hause

Ich schlage Ihnen für zu Hause einen Liegeergometer bzw. ein Rad mit Rückenstütze vor. Sie erhalten ein solches Gerät in Fachgeschäften für ca. 150 bis 200 Euro. Stellen Sie es im Arbeits- Wohn- oder Kellerwohnraum auf. Schlafzimmer geht auch, wenn es Ihrem Partner recht ist. Bei mir steht dieses Liegerad vor dem Fernseher, und ich strample sehr gerne drauf, weil man gleichzeitig ausspannen und sich bewegen kann. Und den Krimi bekommen Sie auch noch mit.

***Positiver Effekt:** Sie können tägliche Bewegung leicht in Ihren Alltag integrieren. Diese Lösung hat einen starken neuronalen Effekt, weil Sie die Bewegung regelmäßig machen, wenn Sie erst mal damit angefangen haben. Wenn Sie dazu Musik hören, Zeitung lesen oder fernsehen, werden Sie »süchtig« danach.*

Was heißt heute ausruhen und erholen?

Die Situation erscheint geradezu paradox. Die Belastungen des modernen Arbeitsplatzes sind nicht mehr primär körperliche Anstrengungen, von denen man sich nach Feierabend zu Hause erholt, sondern sind meist psychische Überforderungen und physische Unterforderungen bzw. einseitige Belastungen. Wer den ganzen Tag am Computer sitzt, sollte nicht als Erstes zu Hause den Fernseher anstellen. In gewissem Sinn hat sich die Lage komplett verdreht. Um zum körperlichen Gleichgewicht zu kommen, müsste man heute nach Feierabend zu Hause oder im Freien eigentlich körperlich aktiv werden, also beispielsweise leichten Sport betreiben.

Das alte Muster

Wenn wir jetzt mal bedenken, wie wir unsere Wohnungen einrichten, so folgen wir immer noch stark dem alten Muster. Aktiv sind wir in der Regel draußen, zu Hause sind wir meist passiv. Nach der Arbeit ausruhen und erholen verstehen wir als passives Verhalten, oft verbunden mit sitzen, liegen, Zeitung lesen, fernsehen usw. Das Ergebnis ist, dass wir der körperlichen Unterforderung am modernen Arbeitsplatz zu Hause kein Gegengewicht entgegensetzen, sondern diese noch fortsetzen. Aber so eigenartig das auch klingen mag. Eigentlich wäre es für die Mehrheit von uns notwendig, nach der Arbeit den eigenen Körper wieder in Schwung zu bringen, ihn muskulär zu belasten und psychisch zu entlasten. Mit anderen Worten, ein tägliches Bewegungsprogramm täte not und gut. Aber wir sind noch nicht so weit, dies zu erkennen und vor allem umzusetzen.

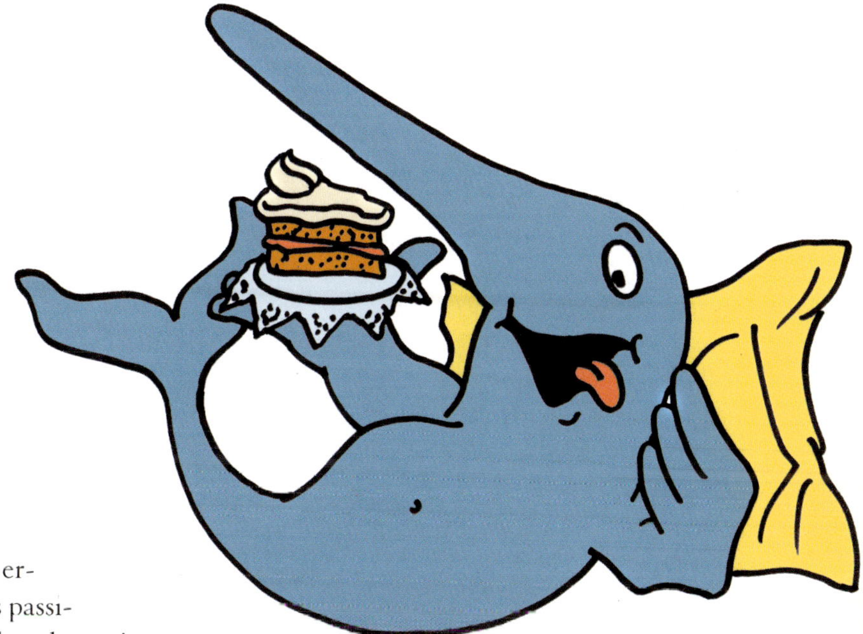

Bequemer als im Sportstudio

Für dieses Ziel der täglichen Bewegung auch zu Hause sind unsere Wohnungen noch nicht eingerichtet. Aber es ist dringend erforderlich, dass Sie hier organisatorische Veränderungen vornehmen. Natürlich können Sie auch in die Natur oder ins Sportstudio gehen. Aber Sie sollten auch bei sich zu Hause Möglichkeiten für eine aktive Bewegung schaffen, weil man hier viele Stunden verbringt und daher eher eine halbe Stunde für sportliche Bewegung zur Verfügung steht.

Wie wär's mit einem Sportstudio zu Hause?

In Sportgeschäften und großen Märkten kann man zu günstigen Preisen Fitnessgeräte und Sporteinrichtungen kaufen, die auch in die eigenen vier Wände passen. Ein Theraband und eine Liegematte passen überall hin. Die Auswahl ist groß, und Ihre Wohnung bietet, wenn Sie überhaupt wollen, genügend Platz. Sie brauchen nicht eine private Schwimmhalle und einen angeschlossenen Tennisplatz, um aktive, moderne Erholung und Entspannung zu betreiben. Richten Sie sich zu Hause ein kleines Sportstudio ein. Ganz nach Ihrem Geschmack und nach den Möglichkeiten, die Ihre Wohnung zulässt. Beispiele für Geräte, die dafür infrage kommen, sind:

- **Heimtrainer oder Fahrradergometer**
- **Gymnastikmatte**
- **Tischtennisplatte**
- **Springseile**
- **Theraband**
- **Expander, leichte Hanteln etc.**
- **Turnstange zwischen Türpfosten**
- **Laufband**

Beschaffen Sie sich Geräte, die zu Ihnen passen. Es sind auch schöne Geschenke.

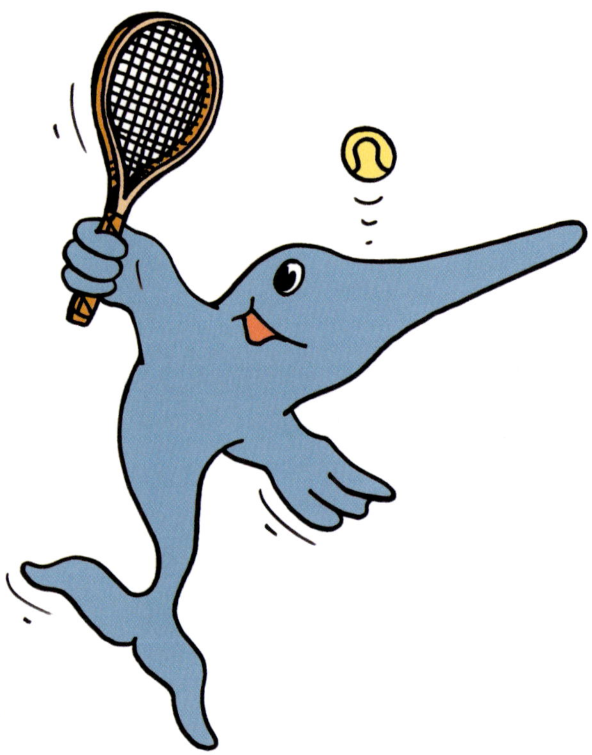

So verschönern Sie Ihr Leben und machen sich gute Gefühle

»Schlank mit dem Schwertfisch-Konzept« ist nicht nur ein Programm zum Abnehmen und Gesundwerden. Es geht darüber hinaus. Es will Ihnen ein bisschen dabei helfen, Ihr Leben schöner zu gestalten und besser zu meistern. Aber ist das nicht eine Anmaßung? Können Sie das nicht besser alleine? Ich will Sie lediglich auf ein paar Dinge aufmerksam machen. Die heutige globalisierte Welt verlangt von jedem Einzelnen eine ganze Menge, und viele von uns fühlen sich sowohl überfordert als auch im Stich gelassen. Nun kann ich Ihnen natürlich weder einen guten Job besorgen noch Ihre Geldprobleme lösen. Und dennoch habe ich Ihnen etwas zu sagen.

Vertrauen Sie Ihrem Körper!

Das Erste und Wichtigste, was Sie heute praktisch erreichen müssen, ist, das Vertrauen in Ihren eigenen Körper herzustellen. Ihr Körper ist Ihr wertvollstes Vermögen. Sie sind der entscheidende Vermögensverwalter. Und nichts kann Sie umwerfen, wenn Sie sich Ihres Körpers sicher sind.

Sie haben es in der Hand

Im Schwertfisch-Konzept haben wir den Schwerpunkt vor allem auf zwei Baustellen des Körpers gelegt: auf den physischen Körper und auf die Gefühle. Beide haben es dringend nötig, und in beiden Bereichen können Sie durch Ihr Zutun auch mit wenig Aufwand sehr viel bewirken. Vor allem: Sie selbst können es machen, es liegt allein an Ihnen.
Und so endet dieses Buch mit einer im Grunde großartigen Aussicht. Ein starker, beweglicher, aktiver Körper trägt Sie gerne und sicher durch die Mühen des Lebens, und die Gefühle lassen Sie das Glück des Lebens spüren. Sagen Sie nicht, Ihr Körper würde das nicht können. Es war der Zweck dieses Buches, Sie davon zu überzeugen, dass Sie selbst bestimmen, wie es um Ihren Körper und damit um Sie steht. Niemand bekommt einfach einen Körper, jeder formt ihn selbst.

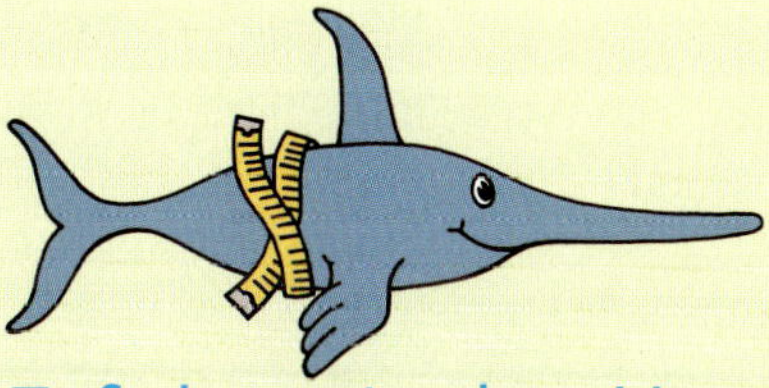

Viel Spaß und Erfolg mit der Umsetzung Ihres

Schwertfisch-Konzepts!

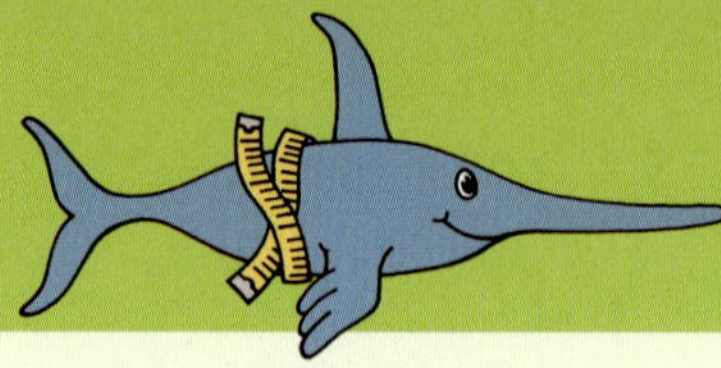

Was sind etwa 250 Kilokalorien in der Bewegung?

Aktivität	Bewegungszeit in Minuten (Mann, 83-85 kg)	Bewegungszeit in Minuten (Frau, 68-70 kg)
Fahrradfahren		
Fahrradfahren > 30 km/h	11	14
Fahrradfahren 25–30 km/h	15	18
Fahrradfahren 22,5–25 km/h	18	22
BMX, Mountainbikes	21	26
Fahrradfahren 20–22,5 km/h	22	27
Fahrradfahren 15–20 km/h	30	36
Fahrradfahren < 15 km/h	45	54
Fitnesstraining		
Fahrradergometer, 250 W, sehr anstrengend	14	17
Ruder-Ergometer, 200 W, sehr anstrengend	15	18
Fahrradergometer, 200 W, anstrengend	17	21
Treppen-Ergometer, allgemein	20	24
Ruder-Ergometer, 150 W, anstrengend	21	26
Gymnastik (Sit-Ups, Push-Ups, Pull-Ups), anstrengend	22	27
Zirkeltraining	22	27
Fahrradergometer, allgemein	26	31
Fahrradergometer, 150 W, moderat anstrengend	26	31
Ruder-Ergometer, allgemein	26	31
Ruder-Ergometer, 100 W, moderat anstrengend	26	31
Ski-Ergometer, allgemein	26	31
Gewichtheben, Power-Lifting, Body-Building, anstrengend	30	36
Fahrradergometer, 100 W, leicht anstrengend	33	40
Gesundheits-Übungen, allgemein	33	40
Wassergymnastik, Wasseraerobic	45	54
Gymnastik, leicht anstrengend, z.B. Rückengymnastik, Auf-und Abgehen	51	62
Ruder-Ergometer, 50 W, sehr leicht	51	62
Fahrradergometer, 50 W, sehr leicht	60	73
Gewichtheben, leichte bis moderate Anstrengung, Training	60	73
Leichtes Dehnen	71	87
Dehnen, Hatha-Yoga	71	87
Sitzen im Whirlpool	179	217

Aktivität	Bewegungszeit	Bewegungszeit
Tanzen		
Aerobic, 25–30 cm Schritte	18	22
Aerobic, 15–20 cm Schritte	21	26
Aerobic, mit Anstrengung	26	31
Aerobic, allgemein	28	33
Turniertanz, schnell (Disco, Square, Folk)	33	40
Indianertänze	33	40
Aerobic, leichte Anstrengung	36	44
Aerobic, Ballett, Modern Twist	37	45
Griechische Tänze, Tänze des Mittleren Ostens	40	48
Disco, Folk, Squaredance, Irischer Stepptanz, Polka, Volkstänze	40	48
Turniertanz, langsam (Walzer, Foxtrott, Samba, Tango, Mamba)	60	73
Häusliche Aktivitäten		
Haushaltsgegenstände (Kisten, Möbel) Treppe hochtragen	20	24
Einkaufstaschen Treppen hochtragen	24	29
Möbelstücke verrücken, Kisten tragen	30	36
Tiere schlachten	30	36
Holz tragen, Eimer schleppen	36	44
Laufen oder Rennen mit Kindern, unter Anstrengung	36	44
Garage fegen, Gehweg kehren	45	54
Laufen oder Rennen mit Kindern, moderate Anstrengung	45	54
Anstrengende Haushaltsarbeiten	45	54
Altenpflege	45	54
Fußboden schrubben (auf Händen und Knien)	47	57
Kisten voll packen, entladen, bestimmte Haushaltsgegenstände heben (leichte bis moderate Anstrengung)	51	62
Wischen	51	62
Mittel anstrengende Haushaltsarbeiten	51	62
Staubsaugen	51	62
Teppich saugen, Boden wischen	54	66
Waschen, anstrengend (z.B. Auto, Fenster)	60	73
Saubermachen (z. B. Hausputz)	60	73
Haushaltsgegenstände umhertragen, moderate Anstrengung	60	73
Leichte Arbeit im Gehen (Türen schließen, Fenster zumachen)	60	73
Kinder versorgen (füttern, waschen, pflegen, hochheben), leichte Anstrengung	60	73
Kleine Kinder tragen	60	73

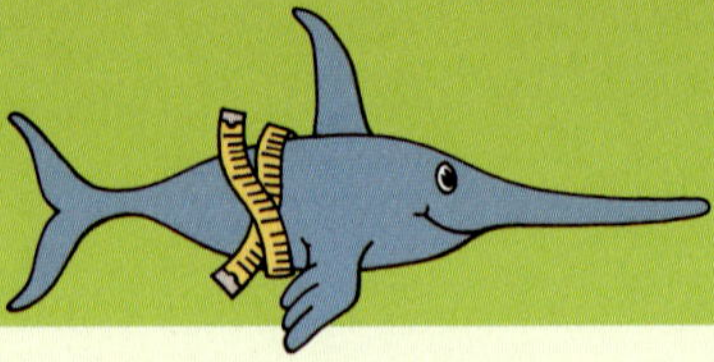

Aktivität	Bewegungszeit	Bewegungszeit
Mit Kindern spielen, stehend	64	78
Stehend mit Tieren spielen	64	78
Leichtes Gehen/Laufen mit Tieren	64	78
Sauber machen, wenig anstrengend (Staubwischen, Wäsche aufhängen, Müll wegbringen)	71	87
Geschirr abräumen	71	87
Essen servieren, Tisch decken	71	87
Kochen oder Lebensmittel zubereiten, gehend	71	87
Einkaufstaschen tragen	71	87
Mit Kindern spielen, sitzend	71	87
Leicht anstrengende Haushaltsarbeiten	71	87
Tiere füttern	71	87
Blumen gießen	71	87
Kaminfeuer aufschichten	71	87
Sitzend mit Tieren spielen	71	87
Geschirr spülen allgemein	78	95
Einkaufen mit Einkaufswagen, stehend/gehend	78	95
Bügeln	78	95
Kleidung ablegen, Kleidung zusammentragen, Wäsche wegpacken	78	95
Kochen oder Lebensmittelzubereitung, stehend oder sitzend, allgemein	89	109
Einkaufen, stehen	89	109
Wäsche waschen, Kleidung zusammenfalten, Kleidung in Maschine geben, Koffer packen	89	109
Betten machen	89	109
Leichte Arbeit im Stehen (Glühbirnen auswechseln)	89	109
Sitzen, Nähen, Stricken, Häkeln, Geschenke einpacken	119	145
Mit Baby liegen	119	145
Rasen und Garten		
Holz hacken	30	36
Gartenarbeiten mit schwerem Werkzeug (Bodenbearbeitungsgeräte, Kettensägen)	30	36
Rasen mähen von Hand	30	36
Schnee schippen, von Hand	30	36
Rasen mähen, allgemein	33	40
Rasen mähen mit Rasenmäher, gehend	33	40
Gartenarbeit, Äste ziehen	36	44
Im Sandkasten graben	36	44
Mit dem Spaten graben, Kompost umsetzen	36	44
Steinarbeiten (Findlinge setzen)	36	44

Aktivität	Bewegungszeit	Bewegungszeit
Grassoden legen	36	44
Schneeräummaschine schieben	40	48
Setzlinge pflanzen	40	48
Bäume pflanzen	40	48
Bäume schneiden, Sträucher schneiden (Handsäge)	40	48
Unkraut jäten, kultivieren	40	48
Rasen rechen	42	51
Dach fegen mit Schneerechen	45	54
Blätter und Rasenschnitt einpacken	45	54
Gartenarbeiten, allgemein	45	54
Bäume schneiden, Sträucher schneiden (Elektrosäge), Laubblasmaschine verwenden	51	62
Schneeräumgerät fahren	60	73
Blumen pflücken, Gemüse ernten	60	73
Rasen mähen auf Rasenmäher sitzend	71	87
Gras aussäen, Dünger verstreuen	71	87
Garten gießen, Rasen gießen, Stehen oder Laufen	119	145
Verschiedenes		
Malen, Zeichnen, Spielautomaten spielen	78	95
Sitzen und Reden, Telefonieren	99	121
Sitzen und Schreiben, Schreibtischarbeit	99	121
Sitzen und Studieren (Lesen und Schreiben)	99	121
Im Klassenzimmer sitzen, mit Aufzeichnungen anfertigen und Teilnahme an Diskussionen	99	121
Lesen (stehend)	99	121
Karten spielen, Brettspiele spielen	119	145
Sitzen und Lesen (Buch, Zeitung etc.)	137	167
Sport		
Laufen (17,5 km/h)	10	12
Laufen (16 km/h)	11	14
Laufen (14,5 km/h)	12	15
Treppe hinaufrennen	12	15
Laufen (14 km/h)	13	16
Laufen (13 km/h)	13	16
Laufen (12 km/h)	14	17
Boxen im Ring, allgemein	15	18
Handball, allgemein	15	18
Seilhüpfen, schnell	15	18
Squash	15	18
Last tragen (mehr als 35 kg), Treppe aufwärts	15	18
Laufen (11 km/h)	16	19

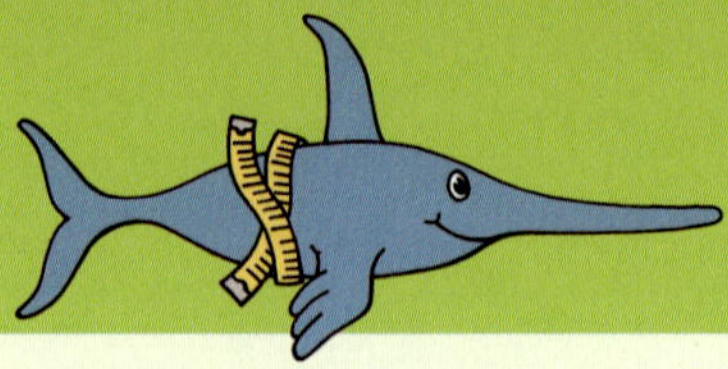

Aktivität	Bewegungszeit	Bewegungszeit
Laufen (10,5 km/h)	16	20
Klettern, den Felsen hinauf	16	20
Laufen (9,5 km/h)	18	22
Rennen im Team	18	22
Fußball, Wettkampf	18	22
Judo, Karate, Kickboxen, Taekwondo	18	22
Kanupolo, Wettbewerb	18	22
Tennis, Wettbewerb	18	22
Seilhüpfen, moderat	18	22
Rugby	18	22
Last tragen (20–30 kg), Treppe aufwärts	18	22
Laufen (8,5 km/h)	20	24
Laufen, querfeldein	20	24
Boxen, Übung	20	24
Orientierungslauf	20	24
Last tragen allgemein, Treppe aufwärts	20	24
Bergsteigen mit Last (mehr als 20 kg)	20	24
Laufen (8 km/h)	22	27
Rennen, allgemein	22	27
Rennen, im Rollstuhl, Marathon	22	27
Basketball, Spiel	22	27
Handball, im Team	22	27
Hockey, Rasen	22	27
Eishockey	22	27
Polo	22	27
Klettern, Abseilen	22	27
Seilhüpfen, langsam	22	27
Tennis, Einzel	22	27
Beach-Volleyball	22	27
Last tragen (10–20 kg), Treppe aufwärts	22	27
Bergsteigen mit Last (10–20 kg)	22	27
Bergklettern, Felsklettern	22	27
Gehen, Treppe rauf, Leiter hinauf	22	27
Bergsteigen mit Last (5–10 kg)	24	29
Laufen, Joggen, allgemein	26	31
Badminton, Wettkampf	26	31
Fußball, allgemein	26	31
Tennis, allgemein	26	31
Rollschuh laufen	26	31
Tennis, allgemein	26	31
Rucksack tragen, allgemein	26	31
Bergsteigen mit Last (bis 5 kg)	26	31
Basketball, im Rollstuhl	28	33
Reiten, Trab	28	33
Marschieren, schnell, militärisch	28	33

Aktivität	Bewegungszeit	Bewegungszeit
Gehen (Wettkampf)	28	33
Basketball, allgemein	30	36
Boxen, Sandsack	30	36
Seifenkistenrennen	30	36
Fechten	30	36
Kanupolo, allgemein	30	36
Tennis, Doppel	30	36
Wrestling	30	36
Flugzeug aus dem und in den Hangar bringen	30	36
Last tragen (7–10 kg), Treppe aufwärts	30	36
Querfeldein Wandern	30	36
Gehen, 6 km/h, aufwärts	30	36
Kinderspiele (z. B. Himmel und Hölle)	36	44
Kricket	36	44
Skateboard	36	44
Baseball	36	44
Last tragen (0,5–7 kg), Treppe aufwärts	36	44
Gehen, auf Gras	36	44
Badminton, Gesellschaftssport, Einzel und Doppel, allgemein	40	48
Basketball, Korb werfen	40	48
Golf, allgemein	40	48
Gehen, 7 km/h, eben, sehr stramm, feste Oberfläche	40	48
Unterrichten (Fußball, Soccer, Basketball, Schwimmen)	45	54
Eisstock schießen	45	54
Gymnastik, allgemein	45	54
Reiten, allgemein	45	54
Jonglieren	45	54
Motocross	45	54
Tischtennis	45	54
Tai-Chi	45	54
Volleyball, Wettbewerb	45	54
Gehen, mit Krücken	45	54
Gehen, 6 km/h, stramm, feste Oberfläche	45	54
Gehen, 6 km/h, eben, feste Oberfläche, strammer Schritt	45	54
Gehen, zur Arbeit oder zum Unterricht	45	54
Bogenschießen	51	62
Frisbee spielen, höchste Perfektion	51	62
Golf, Elektromobil fahren	51	62
Drachenfliegen	51	62
Reiten, Satteln	51	62
Fallschirmspringen	51	62

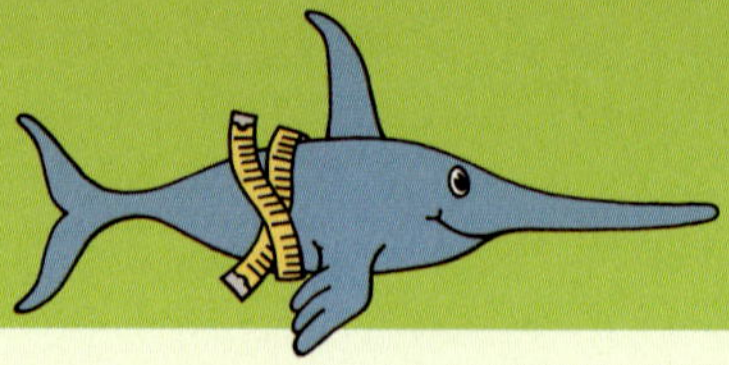

Aktivität	Bewegungszeit	Bewegungszeit
Trampolin	51	62
Kind oder Koffer tragen (7 kg), eben oder Treppe abwärts	51	62
Gehen, 5 km/h, moderater Schritt, feste Oberfläche	51	62
Gehen, Spazieren gehen, zur Entspannung, in Arbeitspausen, Hund spazieren führen	51	62
Rollstuhl fahren, allgemein	60	73
Bowling	60	73
Frisbee spielen, allgemein	60	73
Minigolf	60	73
Hufeisen werfen	60	73
Volleyball, Freizeit	60	73
Schweren LKW, Bus oder Traktor fahren	60	73
Treppe runtergehen	60	73
Gehen, 4 km/h	60	73
Gehen, 4 km/h, abwärts	60	73
Billard spielen	71	87
Dart spielen	71	87
Fußball oder Baseball, Fangen	71	87
Reiten, Schritt	71	87
Motor-Schlitten, Motorrad fahren	71	87
Kinderwagen schieben (mit Kind)	71	87
Gehen, stramm, feste Oberfläche	71	87
Auto fahren	89	109
Flugzeug fliegen	89	109
Gehen, langsamer als 3 km/h	89	109
Aktivitäten in Wasser		
Schnorcheln, schnell	11	14
Schnorcheln, mäßig anstrengend	14	17
Kanu fahren, Paddeln, mehr als 10 km/h, starke Anstrengung	15	18
Kanu fahren, Paddeln, im Wettkampf, in einer Mannschaft	15	18
Schnorcheln oder Sporttauchen mit Ausrüstung	15	18
Schwimmen, Delfin, allgemein	16	20
Schwimmen, Kraul, schnell (70 m/min), starke Anstrengung	16	20
Bahnen schwimmen, Freistil, schnell, starke Anstrengung	18	22
Schwimmen, Brust, allgemein	18	22
Schwimmen, Wassertreten, schnell starke Anstrengung	18	22

Aktivität	Bewegungszeit	Bewegungszeit
Wasserpolo	18	22
Bahnen schwimmen, Freestyle, langsam, mittlere oder leichte Anstrengung	22	27
Schwimmen, Rücken, allgemein	22	27
Schwimmen, Kraul, langsam (45 m/min), mittlere oder leichte Anstrengung	22	27
Schwimmen, synchron	22	27
Kanu fahren, Kanu tragen	26	31
Kanu fahren, Paddeln, 6–9 km/h mittlere Anstrengung	26	31
Schnorcheln, Sporttauchen, allgemein	26	31
Wasserski	30	36
Schwimmen, See, Meer, Fluss	30	36
Schwimmen, gemächlich, keine Bahnen, allgemein	30	36
Kajak fahren	36	44
Segeln, im Wettkampf	36	44
Schnorcheln	36	44
Wildwasser-Rafting, Kajak, Kanu	36	44
Kanufahren, bei einem Campingausflug	45	54
Paddelboot fahren	45	54
Schwimmen, Wassertreten, mittlere Anstrengung, allgemein	45	54
Kanufahren, Paddeln, zum Vergnügen, allgemein	51	62
Kanufahren, Paddeln, 3–6 km/h leichte Anstrengung	60	73
Wasserspringen/Kopfsprung, Sprungbrett oder Turm	60	73
Wintersport		
Eisschnelllauf, Wettkampf	12	15
Schlittschuh laufen, schnell, > 14 km/h	20	24
Schlittschuh laufen, allgemein	26	31
Skispringen (Skier tragen)	26	31
Skifahren, allgemein	26	31
Skilanglauf, 4 km/h, langsam, wenig anstrengend, Skiwandern	26	31
Iglu bauen (aufstellen, Löcher bohren etc.)	30	36
Schlittschuhlaufen, 14 km/h oder langsamer	33	40
Sexuelle Aktivität		
Aktiv, anstrengend	119	145
Allgemein, moderate Anstrengung	137	167
Passiv, leichte Anstrengung, Küssen, Umarmen	179	217

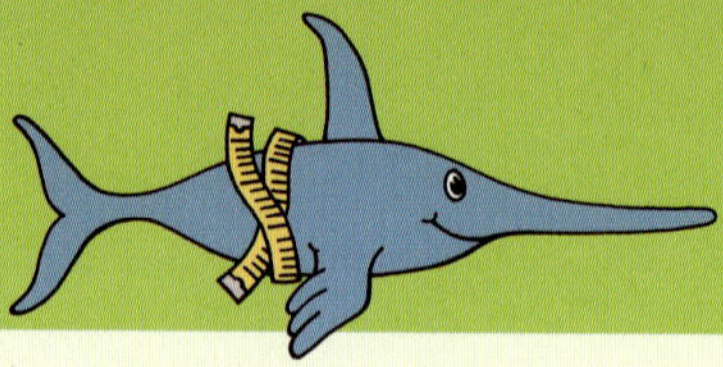

Was sind 250 Kilokalorien in Lebensmitteln?

Lebensmittel	Menge
Milch	
Trinkmilch entrahmt	710 ml
Kuhmilch 1,5 % Fett	530 ml
Kuhmilch 3,5 % Fett	390 ml
Ziegenmilch	360 ml
Schafmilch	260 ml
Milchprodukte	
Molke	1040 ml
Joghurt aus Magermilch	780 g
Buttermilch	710 g
Joghurt 1,5 % Fett	570 g
Kakaotrunk aus Magermilch	480 ml
Dickmilch 3,5 % Fett	410 g
Joghurt 3,5 % Fett	410 g
Kefir aus Trinkmilch 3,5 % Fett	410 g
Joghurt mit Früchten, gezuckert	320 g
Kondensmagermilch ungezuckert	300 ml
Milchpudding	270 g
Sahne 10 % Fett	200 ml
Kondensmilch 7,5 % Fett	190 ml
Kondensmilch 10 % Fett	140 ml
Saure Sahne	130 g
Schmand 24 % Fett	100 g
Kondensmilch gezuckert 8% Fett	80 ml
Creme Fraiche 40 % Fett	70 g
Käse	
Speisequark mager	340 g
Kochkäse 10 % Fett	240 g
Speisequark 20 % Fett	230 g
Harzer	200 g
Speisequark 40 % Fett	160 g
Romadur 30 % Fett	110 g
Feta 45 % i.Tr.	105 g
Frischkäsezubereitung mit Kräutern 60 % Fett	100 g
Doppelrahmfrischkäse	90 g
Camembert 45 % Fett	90 g
Brie 50 % Fett	80 g
Tilsiter 45 % Fett	75 g
Appenzeller 50 % Fett	65 g
Bergkäse 45 % Fett	65 g
Bavaria Blue 70 % Fett	60 g

Lebensmittel	Menge
Edelpilzkäse 60 % Fett	60 g
Eier	
Hühnereiklar	520 g
Hühnerei (Gesamtinhalt = ca. 3 Eier)	157 g
Hühnereigelb	70 g
Fette und Öle	
Tierische Fette	
Butter	30 ml
Schweineschmalz	30 ml
Pflanzliche Fette/Öle	
Halbfettmargarine	70 g
Mayonnaise 50 % Fett	50 g
Kokosfett	30 g
Olivenöl	30 ml
Sonnenblumenöl	30 ml
Sojaöl	30 ml
Rapsöl	30 ml
Fisch/Meerestiere	
Austern	380 g
Tintenfisch	370 g
Flunder	350 g
Schleie	330 g
Hummer	310 g
Barsch	310 g
Zander	300 g
Scholle	290 g
Rotbarsch	240 g
Makrele	140 g
Hering	110 g
Tunfisch	110 g
Aal	90 g
Fischdauerwaren	
Heringsfilet in Tomatensoße	120 g
Ölsardinen in Dosen	110 g
Salzhering	110 g
Tunfisch in Öl	90 g
Aal geräuchert	80 g
Lachs geräuchert	80 g

Lebensmittel	Menge
Fleisch und Geflügel	
Kalbshaxe	260 g
Rehkeule	260 g
Schweineschnitzel	240 g
Pferd	230 g
Putenbrust ohne Haut	220 g
Hammelfilet	220 g
Hammelkotelett	220 g
Rinderfilet	210 g
Kalbsbrust	190 g
Kalbsleber	190 g
Schweinekotelett	170 g
Ziege	170 g
Brathuhn	150 g
Rinderhack	120 g
Ente	110 g
Kasseler	110 g
Schweinebauch	80 g
Gans	70 g
Fleisch- und Wurstwaren	
Bierschinken	150 g
Hackfleisch halb und halb	100 g
Bockwurst	90 g
Fleischwurst	80 g
Leberwurst	80 g
Salami	70 g
Cervelatwurst	60 g
Speck, durchwachsen	40 g
Fleischbrühen	
Klare Fleischsuppe, verzehrsfertig	4170 ml
Gekörnte Brühe, Trockenprodukt	130 g
Fleischextrakt	100 g
Getreide/-erzeugnisse	
Getreidesprossen, frisch	340 g
Speisekleie	140 g
Roggen, Korn	100 g
Weizenkorn	80 g
Weizenvollkorn	80 g
Haferflocken (Vollkorn)	70 g
Hirse	70 g

Lebensmittel	Menge
Maismehl	70 g
Naturreis	70 g
Weizenmehl Typ 405	70 g
Stärkemehle	
Kartoffel-Stärke	75 g
Mais-Stärke	75 g
Reis-Stärke	75 g
Backmehle/-teige	
Apfelstrudel	110 g
Pizzateig	100 g
Biskuit	80 g
Hefeteig	80 g
Blätterteig	70 g
Nusskuchen	60 g
Rührteig	60 g
Backwaren	
Pumpernickel	140 g
Roggenvollkornbrot	130 g
Weizenvollkornbrot	130 g
Roggenbrot	120 g
Mehrkornbrot	110 g
Weißbrot	105 g
Weizenbrötchen (Semmeln)	90 g
Baguette	90 g
Knäckebrot	80 g
Fein- und Dauerbackwaren	
Obstkuchen, Hefeteig	130 g
Apfelkuchen, gedeckt	120 g
Berliner Pfannkuchen	70 g
Vollkornzwieback	70 g
Butterkeks	60 g
Kräcker	60 g
Russisch Brot	60 g
Waffelblätter mit Schokoüberzug	50 g
Frühstücksflocken	
Kleieflocken, gezuckert	100 g
Cornflakes	70 g
Früchte-Müsli ohne Zucker	70 g
Schokomüsli	60 g

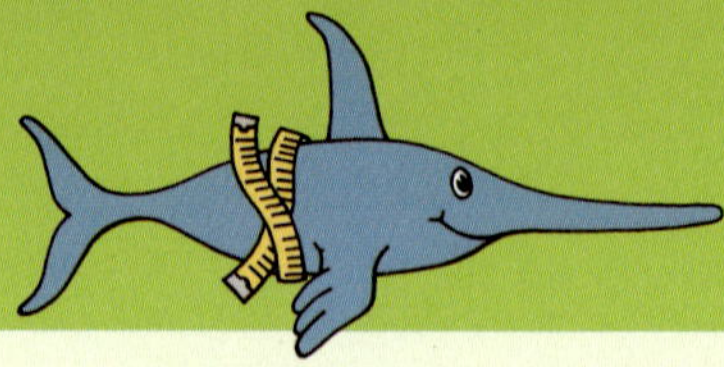

Lebensmittel	Menge
Teigwaren	
Eierteigwaren (Nudeln, roh)	70 g
Spaghetti eifrei roh	70 g
Vollkornnudeln, roh	70 g
Hülsenfrüchte	
Alfa-Luzerne, frische Sprossen	740 g
Sojasprossen	510 g
Tofu	300 g
Kichererbsen, frische Sprossen	160 g
Sojafleisch, trocken	100 g
Bohnen, weiß	90 g
Erbsen	90 g
Kichererbsen	90 g
Sojabohnen	80 g
Samen und Nüsse	
Kastanie, Marone	130 g
Kokosnuss, reif	70 g
Leinsaat, ungeschält	70 g
Mohnsamen	50 g
Cashewnuss	45 g
Erdnuss	45 g
Mandel	45 g
Sesamsamen	45 g
Sonnenblumenkerne, geschält	45 g
Erdnussbutter	40 g
Haselnuss	40 g
Kokosraspel	40 g
Macadamianuss	35 g
Walnuss	35 g
Pinienkerne	35 g
Gemüse und Gemüseprodukte	
Rhabarber, gekocht, ohne Zutaten	3570 g
Chinakohl, roh	2270 g
Feldsalat	2085 g
Kopfsalat	2085 g
Spinat, tiefgefroren	2085 g
Gurke, roh	1925 g
Radieschen, roh	1925 g
Rhabarber, roh	1925 g
Rettich, roh	1925 g
Spargel, gekocht	1925 g

Lebensmittel	Menge
Mangold, roh	1790 g
Bleichsellerie, roh	1670 g
Spinat, roh	1670 g
Sauerkraut, abgetropft, roh	1560 g
Schwarzwurzel, roh	1560 g
Aubergine, roh	1470 g
Schwarzwurzel, gekocht	1470 g
Tomaten, roh	1470 g
Tomatensaft	1470 g
Knollensellerie, roh	1390 g
Möhren, gekocht	1390 g
Blumenkohl, gekocht	1340 g
Spargel, roh	1340 g
Paprika, gedünstet	1320 g
Tomaten in Dosen	1320 g
Zucchini	1320 g
Paprika, roh	1250 g
Rotkohl, roh	1190 g
Artischocke, roh	1140 g
Brokkoli, gekocht	1140 g
Pastinake, roh	1140 g
Weißkohl, roh	1140 g
Blattsellerie, roh	1090 g
Blumenkohl, roh	1090 g
Brokkoli, roh	1040 g
Fenchel, roh	1040 g
Kohlrabi, roh	1000 g
Rote Bete, gekocht	1000 g
Bohnen, grün, gekocht	930 g
Möhren, roh	930 g
Topinambur, roh	860 g
Wirsing, roh	780 g
Zwiebel, roh	760 g
Bohnen, grün, roh	715 g
Erbsen, grün, roh	360 g
Kartoffeln, gekocht	360 g
Zuckermais, roh	280 g
Knoblauch	185 g
Kartoffelchips	45 g
Pilze	
Pfifferling	2270 g
Champignon	1670 g
Birkenpilz	1250 g
Butterpilz	1000 g

Lebensmittel	Menge
Speisemorchel	810 g
Steinpilz	740 g
Trüffel	450 g
Obst und -produkte	
Papaya	1925 g
Zitronensaft	960 ml
Himbeeren, roh	780 g
Erdbeeren, roh	760 g
Johannisbeeren, rot	760 g
Wassermelone, roh	715 g
Preiselbeeren, roh	715 g
Kaktusfeigen	695 g
Stachelbeeren, roh	675 g
Heidelbeeren, roh	660 g
Grapefruitsaft	640 ml
Pfirsich, roh	640 g
Zitrone, roh, geschält	625 g
Mandarinensaft	585 ml
Grapefruit, roh	580 g
Apfelsine, roh	570 g
Mandarinen, roh	555 g
Apfelsinensaft, frisch gepresst	530 ml
Aprikosen, roh	530 g
Brombeeren, roh	510 g
Kirschen, sauer, roh	500 g
Kiwi	500 g
Nektarine, roh, ohne Stein	470 g
Apfel, roh, ungeschält	460 g
Honigmelone, roh	460 g
Birne, roh	455 g
Mango, roh	450 g
Ananas, roh	440 g
Reineclaude, roh	440 g
Kirschen, süß, roh	425 g
Feige, roh	420 g
Cherimoya	400 g
Passionsfrucht, roh, ohne Schale	380 g
Mirabellen, roh	375 g
Pfirsich, in Dosen	360 g
Kaki	350 g
Litchi	340 g
Weintrauben, roh	340 g
Birne in Dosen	330 g
Apfelmus	320 g

Lebensmittel	Menge
Banane, roh	310 g
Ananas in Dosen	300 g
Kirschen im Glas	300 g
Sanddornbeeren, roh	280 g
Olive, grün, mariniert	190 g
Avocado, roh	110 g
Aprikosen, getrocknet	105 g
Feige, getrocknet	100 g
Heidelbeerkonfitüre	100 g
Himbeerkonfitüre	100 g
Kirschkonfitüre	100 g
Aprikosenkonfitüre	95 g
Sultaninen, getr. ganze Frucht	95 g
Weintrauben, getrocknet (Rosinen)	95 g
Dattel, getrocknet	90 g
Rosinen, getrocknet, ohne Kerne	90 g
Olive, schwarz, griechische Art	70 g
Getränke	
Alkoholfreies Schankbier	890 ml
Diät-Vollbier	760 ml
Altbier	580 ml
Lagerbier	580 ml
Pilsener Lagerbier	580 ml
Apfelwein	555 ml
Weizenvollbier	545 ml
Exportbier	530 ml
Malzbier	520 ml
Tafelwein	385 ml
Doppelbockbier	360 ml
Qualitätswein, weiß	360 ml
Qualitätswein, rot	340 ml
Sekt	300 ml
Dessertweine	155 ml
Liköre	150 ml
Branntwein	120 ml
Weinbrand	105 ml
Whisky	105 ml
Obstbranntwein	100 ml
Alkoholfreie Getränke	
Fruchtsaftgetränke	510 ml
Limonaden	510 ml

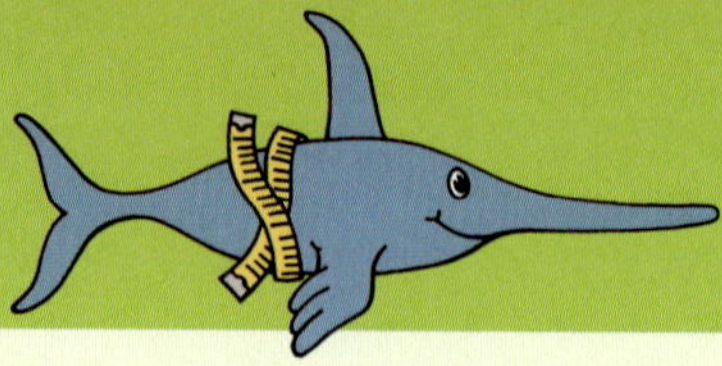

Lebensmittel	Menge
Cola	440 ml
Tafelwasser	kein Limit
Quellwasser	kein Limit
Mineralwasser	kein Limit
Heilwasser	kein Limit
Leitungswasser	kein Limit
Kräutertee	kein Limit
Süßwaren	
Kakaopulver, fettarm	90 g
Kaugummi	80 g
Bienenhonig	75 g
Gummibärchen	75 g
Bonbons, Hartkaramellen	65 g
Zucker	60 g
Kokosflocken	55 g
Marzipan	55 g
Brotaufstrich auf Nussbasis	50 g
Nougat	50 g
Schokolade, halbbitter	50 g
Vollmilchschokolade	50 g
Vollmilchschokolade Haselnüssen	45 g
Süßspeisen (verzehrfertig)	
Götterspeise	415 g
Fruchteis	315 g
Rote Grütze	295 g
Vanillesoße	260 g
Vanille- Mandel-, Sahnepudding	240 g
Fruchtcreme	230 g
Softeis	215 g
Milchspeiseeis	200 g
Schoko-Pudding	195 g
Vanillecreme	180 g
Schokoladencreme	175 g
Schoko-Dessertsoße	170 g
Schlagschaum	160 g
Eiscreme	155 g

Lebensmittel	Menge
Fruchteiscreme	155 g
Frucht-Dessertsoße	125 g
Rahm-, Sahneeis	115 g
Fertiggerichte	
Gemüsezubereitungen	
Tomatenpaprika	1040 g
Kohlrabigemüse	595 g
Karottengemüse	465 g
Brechbohnengemüse	455 g
Erbsen und Möhren	430 g
Lauchgemüse	425 g
Rahmspinat	410 g
Apfel-Rotkohl	390 g
Balkangemüse	340 g
Bayrisch Kraut	305 g
Leipziger Allerlei	270 g
Rahmblumenkohl	250 g
Dicke Bohnen in Rahmsoße	205 g
Gemüsepfanne	195 g
Rahmrosenkohl	195 g
Rahmgemüse, Erbsen und Möhren	170 g
Fertigsalate/Gemüse	
Silberzwiebeln	1565 g
Gewürzgurken	1565 g
Mixed Pickles	1390 g
Selleriesalat	1000 g
Bohnensalat	1000 g
Maiskölbchen	895 g
Weißkohlsalat	780 g
Paprikasalat	780 g
Rote Bete	695 g
Karottensalat	695 g
Rotkohl	570 g
Relish	265 g
Fisch- und Fleischzubereitungen	
Pichelsteiner Eintopf	400 g
Seefisch in Dillsoße	360 g
Chop Suey	335 g
Hühner-Suppeneintopf	305 g
Hühnerfrikassee	305 g
Spaghetti Bolognese	270 g

Lebensmittel	Menge
Ravioli mit Tomatensoße	265 g
Sauerbraten	240 g
Cevapcici	200 g
Serbisches Reisfleisch	195 g
Paprikaschoten, gefüllt	190 g
Sauerbraten mit Spätzle	190 g
Schlemmerfilet	175 g
Frühlingsrolle	165 g
Gulasch, ungarische Art	160 g
Cannelloni	160 g
Paella	160 g
Bami Goreng	155 g
Fischstäbchen	150 g
Lasagne	150 g
Nasi Goreng	150 g
Nasi-Goreng	140 g
Königsberger Klopse	130 g
Pizza mit Champignons	130 g
Pizza Margharita	115 g
Hacksteak	105 g
Pizza mit Salami	80 g
Rostbratwürstel	80 g
Pizza-Baguette	65 g
Kartoffelerzeugnisse	
Kartoffelpüree	290 g
Kartoffelsalat	270 g
Kartoffelknödel/-klöße	230 g
Rösti	220 g
Kartoffelkroketten	205 g
Bratkartoffeln	170 g
Kartoffelpuffer	160 g
Pommes Frites	145 g
Kartoffelchips	45 g
Suppen	
Grüner Bohneneintopf	625 g
Tomatencremesuppe	625 g
Ochsenschwanzsuppe, gebunden	500 g
Bihunsuppe	480 g
Gemüseeintopf	470 g
Gulaschsuppe	455 g
Erbseneintopf	335 g
Linseneintopf	315 g
Bohneneintopf mit Speck	280 g

Lebensmittel	Menge
Linseneintopf mit Speck	275 g
Hühnereintopf mit Reis	265 g
Serbische Bohnensuppe mit Speck	250 g
Erbseneintopf mit Speck	240 g
Soßen (Fertigprodukte)	
Bratensoße	555 ml
Jägersoße	455 ml
Tomatensoße	415 ml
Weiße/helle Soße	385 ml
Rahmsoße	265 ml
Salatdressings/Würzen	
Senf	335 g
Meerrettich	295 g
Schaschliksoße	250 g
Curryketchup	215 g
Tomatenketchup	215 g
Barbecuesoße	200 g
Salatsoße mit Joghurt	150 g
Currysoße	130 g
Salatsoße mit Paprika und Zwiebeln	130 g
Dillrahmsoße	100 g
Salatsoße mit Sauerrahm	100 g
Meerrettichsoße	80 g
Remoulade, 80 %	35 g

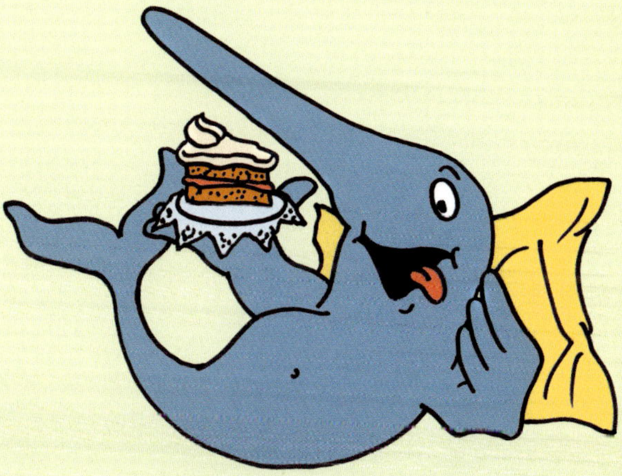

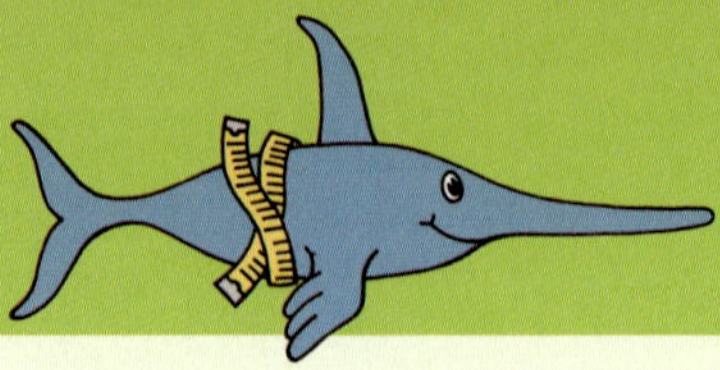

Register

A

B

D

E

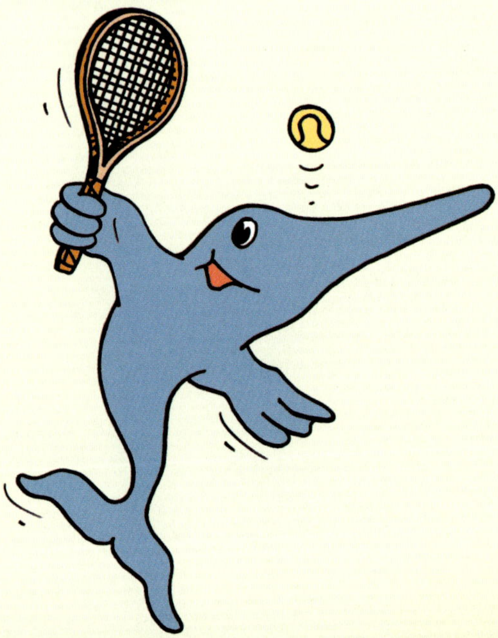

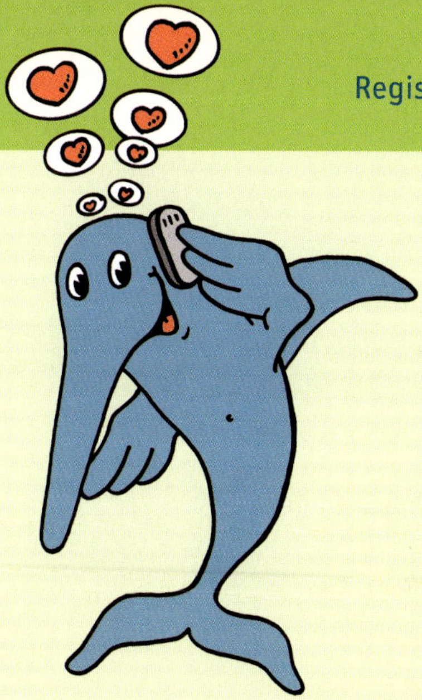

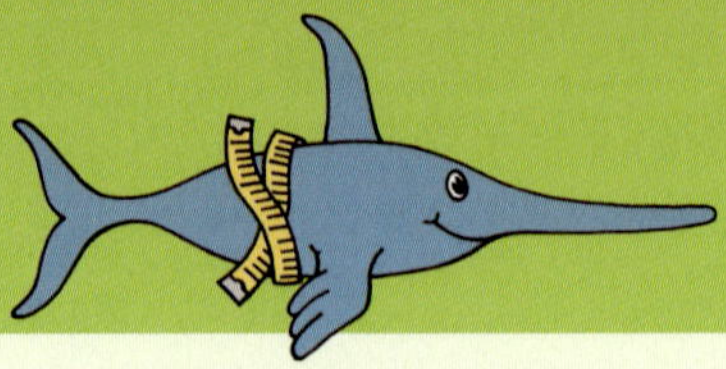

H

J

K

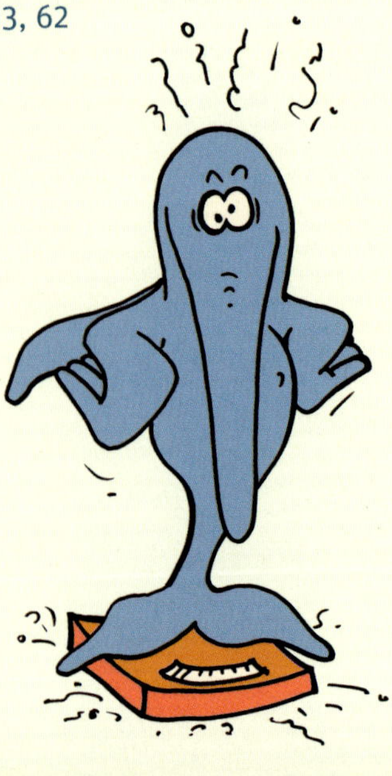

L

M

N

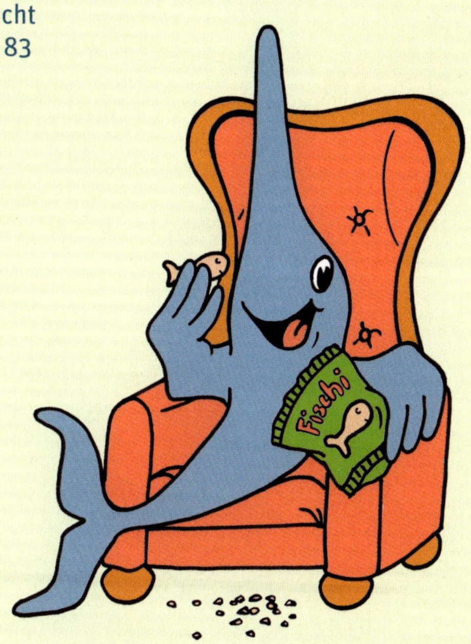

T

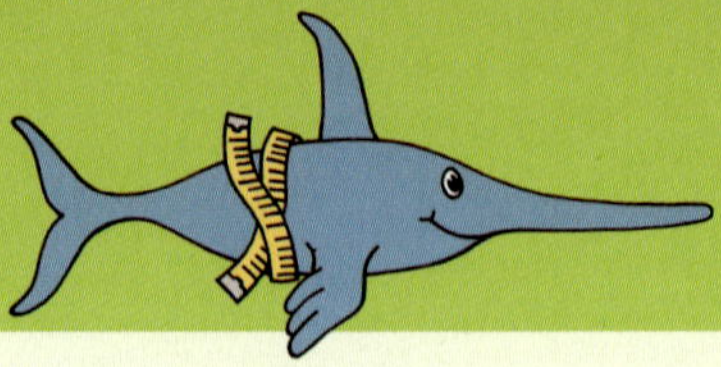

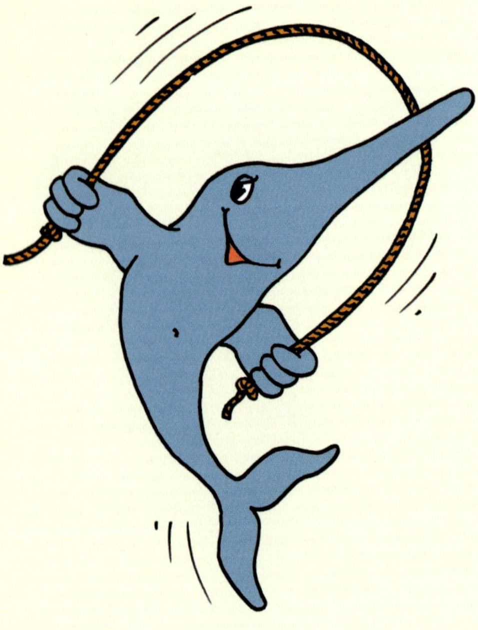

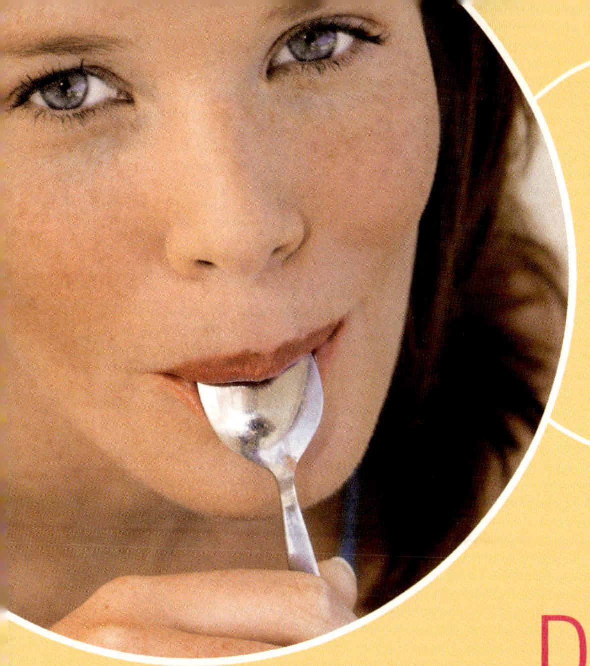

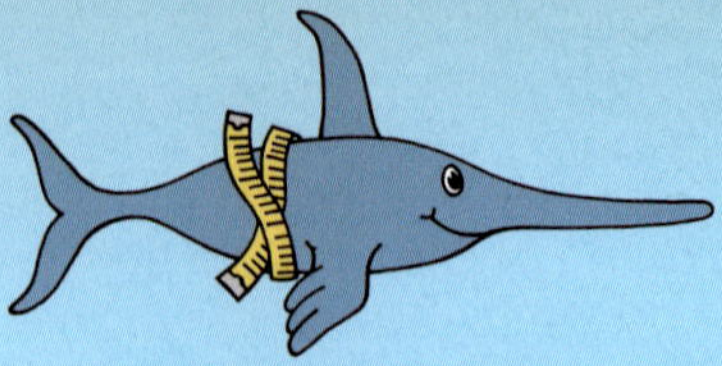

Wichtiger Hinweis

Die im Buch veröffentlichten Ratschläge wurden von Verfasser und Verlag sorgfältig erarbeitet und geprüft. Eine Garantie kann dennoch nicht übernommen werden. Ebenso ist die Haftung des Verfassers bzw. des Verlages und seiner Beauftragten für Personen-, Sach- und Vermögensschäden ausgeschlossen.

Bibliografische Information Nationalbibliothek
Die Deutsche Nationalbibliothek verzeichnet diese Publikation in der Deutschen Nationalbibliografie; detaillierte bibliografische Daten sind im Internet über http://dnb.ddb.de abrufbar.

Bitte besuchen Sie uns im Internet: www.knaur-ratgeber.de

Projektleitung: Kathrin Gritschneder
Redaktion: Petra Klose, Hamburg
Illustrationen: griesbeckdesign, München
Umschlagkonzeption, Layout und Satz: griesbeckdesign, München
Herstellung: Dagmar Guhl
Reproduktion: Repro Ludwig, A-Zell am See
Druck und Bindung: Firmengruppe APPL, aprinta druck, Wemding
Printed in Germany

ISBN: 978-3-426-64480-5

5 4 3 2 1

Weitere Titel aus den Bereichen Gesundheit, Fitness und Wellness finden Sie im Internet unter *www.wohl-fit.de.*

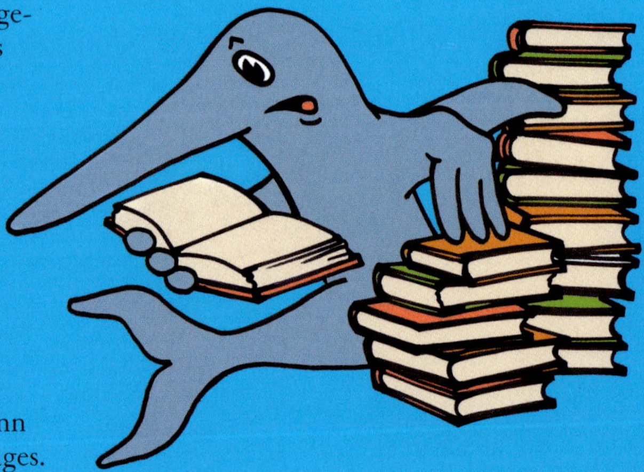